住院医师超声医学PBL教学培训系列教程

产科疾病
超声图解100例

总主编 姜玉新 何 文 张 波

主 编 裴秋艳 汪龙霞

副主编 张 波 戚 红

总秘书 席雪华

人民卫生出版社

·北京·

图书在版编目（CIP）数据

产科疾病超声图解 100 例 / 裴秋艳，汪龙霞主编 .
北京 ：人民卫生出版社，2025. 7. --（住院医师超声医
学 PBL 教学培训系列教程）. -- ISBN 978-7-117-37980-9

I. R714.04-64

中国国家版本馆 CIP 数据核字第 2025YR8310 号

| 人卫智网 | www.ipmph.com | 医学教育、学术、考试、健康，购书智慧智能综合服务平台 |
| 人卫官网 | www.pmph.com | 人卫官方资讯发布平台 |

产科疾病超声图解 100 例
Chanke Jibing Chaosheng Tujie 100 Li

主　　编：裴秋艳　　汪龙霞
出版发行：人民卫生出版社（中继线 010-59780011）
地　　址：北京市朝阳区潘家园南里 19 号
邮　　编：100021
E - mail：pmph @ pmph.com
购书热线：010-59787592　010-59787584　010-65264830
印　　刷：天津市银博印刷集团有限公司
经　　销：新华书店
开　　本：787 × 1092　1/16　　印张：7.5
字　　数：183 千字
版　　次：2025 年 7 月第 1 版
印　　次：2025 年 7 月第 1 次印刷
标准书号：ISBN 978-7-117-37980-9
定　　价：75.00 元

打击盗版举报电话：010-59787491　E-mail：WQ @ pmph.com
质量问题联系电话：010-59787234　E-mail：zhiliang @ pmph.com
数字融合服务电话：4001118166　E-mail：zengzhi @ pmph.com

编　者（按姓氏笔画排序）

马姣姣　中日友好医院　　　　　　　　　　张　波　中日友好医院

王卫平　郑州市妇幼保健院　　　　　　　　陆薇丹　中日友好医院

王博雅　中日友好医院　　　　　　　　　　武敬平　中日友好医院

卢　潇　中日友好医院　　　　　　　　　　郑宇靓　中日友好医院

田　艳　中日友好医院　　　　　　　　　　贾欣颖　中日友好医院

刘　会　中日友好医院　　　　　　　　　　郭丹丹　中日友好医院

刘　健　中日友好医院　　　　　　　　　　席雪华　中日友好医院

闫亚妮　北京大学人民医院　　　　　　　　戚　红　北京市海淀区妇幼保健院

李云桃　北京大学人民医院　　　　　　　　董虹美　重庆市妇幼保健院

杨振娟　北京大学人民医院　　　　　　　　裴秋艳　北京大学人民医院

汪龙霞　中国人民解放军总医院第一医学中心　　薛小伟　北京大学人民医院

编写秘书　陆薇丹

前　言

　　历经 20 多年的探索与发展,胎儿畸形产前超声筛查诊断已从最初的认知局限逐步发展为系统化的深入研究。第一个阶段为 2010 年以前,此阶段我们对胎儿畸形缺乏认知,被称为认知匮乏期。这个阶段第一个典型特征为一旦诊断为胎儿畸形,几乎是无差别引产,如从左心发育不良综合征到室间隔缺损、从严重唇腭裂到单纯的红唇裂,孕妇都会选择终止妊娠;第二个典型特征是产前筛查诊断医生缺乏对胎儿生理特征的认知,如把部分表现明显的容量性左房室腔小误诊为左心发育不良。第二个阶段为 2011—2015 年,被称为探索与认知期。在这个阶段,面对上述严峻形势,我们进行了思考和改进,主要表现在两方面:首先,胎儿和新生儿、婴幼儿的生理特征不同,这些不同导致超声表现不同;其次,新生儿和婴幼儿的部分疾病发生于胎儿期,接受治疗后大部分疾病预后良好,有的甚至可以自愈,因此在为数不多的产前诊断机构中,儿科医生、新生儿科医生被邀请加入胎儿畸形的诊断与预后评估,形成多学科联合会诊(MDT)的雏形。第三个阶段为 2016 年至今,被称为探索与发展期。在这个阶段,产前超声诊断得到了很大程度的发展,从事产前超声诊断的医生基本掌握了与胎儿生理特征相关的超声表现,掌握了 90% 以上不同类型胎儿先天性畸形的超声特征和预后,积累了更多和染色体畸变、遗传综合征相关的超声指征。产科临床也积累了丰富的围生期管理方案,进一步提升了患儿的生存率和生存质量。相当数量的产前筛查诊断机构发展了不同的产前诊断特色,如胎儿先天性心脏畸形的产前超声诊断、胎儿神经系统的产前超声诊断,在各自的领域推动了产前诊断的发展。MDT 不断完善,集合了孕期保健、分娩服务与产后康复等环节的产前产后一体化也不断得到推进。孕妇心理素质提高,大部分孕妇可以接受治疗后痊愈或无严重后遗症的患儿出生。这对产前超声筛查诊断来说,既是机遇也是挑战,借此机会,我们编写了《产科疾病超声图解 100 例》,对不同系统常见畸形,从典型超声特征、预后及相关遗传学检查等方面进行了描述,同时对一些新的概念进行了相应的更新,对个别平时工作中容易混淆的概念进行了梳理,旨在满足初学者掌握基本超声特征的需求,也同时满足资深产前筛查诊断医生提高筛查诊断水平的需要。

目　录

病例 1　无脑畸形

【病史】女,33 岁,孕 13^{+2} 周,行孕早期胎儿颈后透明层厚度(NT)超声检查。

【超声表现】见图 1-1。

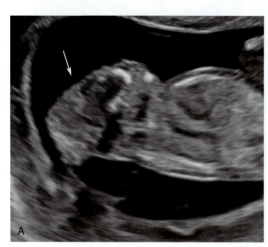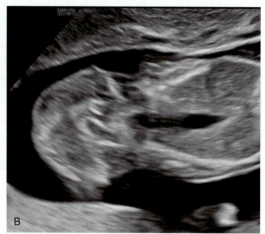

图 1-1　孕早期胎儿声像图表现

胎儿正中矢状面(图 A)及冠状面(图 B)显示胎儿椭圆形颅骨强回声光环缺失,
未见正常脑组织回声(箭头)。

【超声诊断】胎儿无脑畸形。

【超声诊断依据】胎儿椭圆形颅骨强回声光环缺失,大部分脑组织缺失,残存脑组织表现为"瘤结样"回声,符合无脑畸形超声特征。

【鉴别诊断】无脑畸形主要与露脑畸形相鉴别。二者都存在颅骨缺失。但露脑畸形仍有部分不规则脑组织与羊水直接接触;而无脑畸形仅在颅底见少量残存脑干、中脑等脑组织结构。也有学者认为,露脑畸形可能是无脑畸形的早期形式。

【产科建议】无脑畸形是致死性畸形,建议终止妊娠,下次妊娠时注意补充叶酸。

病例 2　露脑畸形

【病史】女,30 岁,孕 13^{+2} 周,行孕早期 NT 超声检查。

【超声表现】见图 2-1。

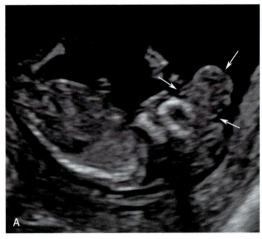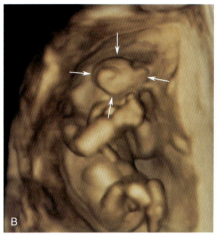

图 2-1 胎儿颅脑声像图表现

胎儿矢状面（图 A）及超声三维成像（图 B）显示胎儿颅骨强回声光环缺失，可见脑组织回声（箭头），
形态不规则，回声不均匀，脑组织与羊水直接接触。

【超声诊断】胎儿露脑畸形。

【超声诊断依据】胎儿颅骨强回声光环缺失，脑组织暴露于羊水，符合露脑畸形的超声特征。

【鉴别诊断】露脑畸形主要与脑膜脑膨出、无脑畸形相鉴别。脑膜脑膨出主要特征为局部颅骨缺损伴有脑组织膨出，而露脑畸形为眼眶以上水平全部颅骨缺失。露脑畸形与无脑畸形的鉴别诊断详见病例 1 无脑畸形的鉴别诊断。

【产科建议】露脑畸形是一种致死性畸形，建议终止妊娠，下次妊娠时注意补充叶酸。

病例 3　脑膜膨出

【病史】女，44 岁，孕 17^{+3} 周，因建档医院超声提示"胎儿颅后无回声待查"就诊。

【超声表现】见图 3-1。

【超声诊断】胎儿枕部脑膜膨出。

【超声诊断依据】胎儿枕骨连续性中断；枕骨中断处向外凸出无回声，其内透声好，与颅内脑脊液相通；符合脑膜膨出超声特征。

【鉴别诊断】脑膜膨出主要与脑膜脑膨出、颈部水囊瘤、头皮软组织肿块相鉴别。脑膜脑膨出和脑膜膨出均可见颅骨连续性中断，但前者膨出物包含脑膜、脑组织和脑脊液，后者仅有脑膜和脑脊液。颈部水囊瘤和枕部脑膜膨出均表现为胎儿颈后部无回声包块，但前者颅骨连续性完整，无回声包块内见多发分隔，后者枕骨连续性中断，无回声包块和脑脊液相通，内无分隔。头皮软组织肿块多为低回声或中等回声，无颅骨缺损。

【产科建议】脑膜膨出的预后与膨出部位、大小及是否合并其他畸形有关，智力障碍发生率较高,部分还伴有染色体异常。建议进行胎儿系统性超声检查,并进行胎儿染色体核型分析。

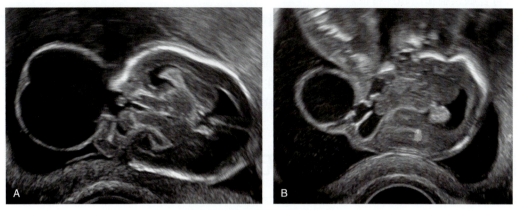

图 3-1　胎儿颅脑声像图表现

胎儿颅脑横切面(图 A)及矢状面(图 B)显示胎儿枕部颅骨回声连续性中断,于该处向后方膨出一无回声,边界清晰,形态规则,其内透声好,未见明显脑组织回声。

病例 4　脑膜脑膨出

【病史】女,25 岁,孕 21 周,行胎儿系统性超声检查。

【超声表现】见图 4-1。

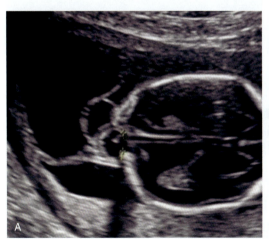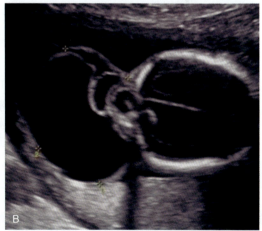

图 4-1　胎儿颅脑声像图表现

A. 胎儿颅脑横切面显示枕部颅骨回声连续性中断,宽约 0.61cm(测量键);B. 胎儿颅脑横切面显示于枕部颅骨回声连续性中断处向后方膨出一混合回声包块,大小约 5.1cm×4.3cm(测量键),边界清晰,形态尚规则,内部回声不均,以无回声为主,近颅骨处可见少许脑组织低回声区。

【超声诊断】胎儿枕部脑膜脑膨出。

【超声诊断依据】胎儿枕部颅骨连续性中断,颅骨中断处有脑膜及少许脑组织向外膨出,符合脑膜脑膨出超声特征。

【鉴别诊断】主要与脑膜膨出、颈部水囊瘤、头皮软组织肿块相鉴别,详见病例3脑膜膨出的相关鉴别诊断。

【产科建议】脑膜脑膨出预后与膨出部位、大小、膨出物多少及是否合并其他畸形有关,部分还伴有染色体异常。建议行胎儿系统性超声检查,并进行胎儿染色体核型分析及染色体微阵列分析。智力障碍发生率较高,膨出脑组织越多,预后越差。

病例 5　无脑叶型前脑无裂畸形(HPE)

【病史】女,30岁,孕13周,常规行孕早期NT超声检查。
【超声表现】见图5-1。

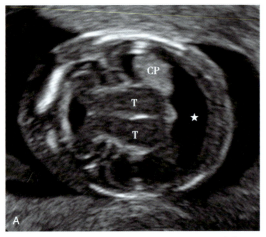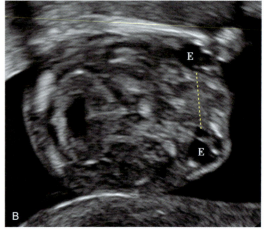

CP. 脉络丛;T. 丘脑;E. 眼。

图 5-1　胎儿颅脑声像图表现
A.胎儿颅脑横切面显示胎儿脑中线结构消失,丘脑融合,仅见单一脑室(★),双侧脉络丛位于单一脑室内,脑实质环绕于单一脑室周围;B.胎儿双眼眶水平横切面显示眼内距增宽(测量键)。

【超声诊断】无脑叶型HPE;眼距增宽。

【超声诊断依据】胎儿脑中线结构消失,丘脑融合;单一脑室,双侧脉络丛位于单一脑室;脑实质环绕于单一脑室周围,同时伴有眼距增宽,符合无脑叶型HPE超声特征。

【鉴别诊断】HPE主要与严重脑积水相鉴别。严重脑积水时常伴有脑中线穿通,超声表现为"单一"脑室,容易误诊为HPE,但仔细观察可见前者胼胝体及胼胝体动脉等脑中线结构,而后者不能探及脑中线结构,常伴有颜面部异常。经阴道超声有助于鉴别诊断。

【产科建议】无脑叶型 HPE 胎儿出生后几乎无法存活,部分胎儿存在染色体异常,如 13-三体综合征、21-三体综合征,预后差。建议行胎儿染色体核型分析及染色体微阵列分析。

【相关知识】前脑无裂畸形(holoprosencephaly,HPE)又称全前脑畸形,为前脑未完全分开成左右两叶,而导致一系列脑畸形和由此而引起的一系列面部畸形。分为无脑叶型 HPE、半脑叶型 HPE 和脑叶型 HPE。无脑叶型 HPE 最严重,超声表现为单一侧脑室,丘脑融合,脑中线回声消失,透明隔腔及第三脑室消失,胼胝体消失,脑组织菲薄环绕于单一脑室周围;面部结构严重异常如长鼻、眼距过近或独眼。半脑叶型 HPE 是一种中间类型,介于无脑叶型 HPE 及脑叶型 HPE 之间,超声表现前部为单一脑室腔明显增大,后部可分开为两个脑室,丘脑部分融合、枕后叶部分形成;颅后窝内囊性肿物,多为增大的第四脑室或颅后窝池;眼眶及眼距可正常,也可合并有严重的面部畸形。脑叶型 HPE 畸形程度最轻,超声表现为透明隔腔消失,双侧侧脑室在前角处融合,呈"犀牛角"状改变,可伴有胼胝体发育不全。

病例 6　叶状全前脑畸形

【病史】女,25 岁,孕 22^{+4} 周,因建档医院超声提示"透明隔腔缺如"就诊。同时行胎儿颅脑 MRI 检查提示胎儿透明隔腔消失,侧脑室前角融合并部分脑组织融合。

【超声表现】见图 6-1。

【超声诊断】胎儿叶状全前脑畸形。

【超声诊断依据】胎儿双侧侧脑室在前角处融合,呈"犀牛角"状改变,伴有胼胝体发育不全,符合叶状全前脑畸形。

【鉴别诊断】叶状全前脑畸形主要与视隔发育不良、孤立性透明隔缺如相鉴别。三者均可表现为透明隔缺如,叶状全前脑畸形侧脑室前角呈"犀牛角"状,可伴有胼胝体发育不良;视隔发育不良常伴有视神经和/或视交叉发育异常;孤立性透明隔缺如胎儿的胼胝体、视神经和/或视交叉正常。但由于视神经和/或视交叉产前常难以观察,并且少数视隔发育不良的视神经和视交叉影像表现也可正常,因此产前超声鉴别孤立性透明隔缺如和视隔发育不良的难度较大,建议胎儿颅脑 MRI 检查。

【产科建议】胎儿出生后可以存活,但常伴有脑发育迟缓,智力低下。建议行胎儿染色体核型分析及染色体微阵列分析。叶状全前脑畸形常合并其他畸形,建议进行胎儿系统性超声检查,胎儿颅脑 MRI 检查,完善胎儿染色体核型分析、染色体微阵列分析,必要时行全外显子组测序(whole exome sequencing,WES)或相关神经系统单基因遗传病基因 Panel 检测。

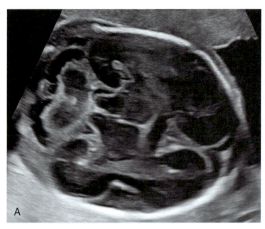
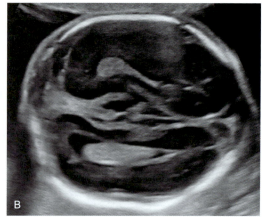

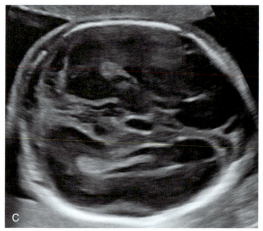

图 6-1　胎儿颅脑声像图表现

A.胎儿颅脑横切面显示透明隔腔消失,双侧侧脑室在前角处融合,呈"犀牛角"状改变;
B.侧脑室切面显示侧脑室呈泪滴状;C.侧脑室切面显示第三脑室扩张、上抬。

病例 7　胼胝体缺如

【病史】女,27 岁,孕 26^{+4} 周,因建档医院超声提示"胎儿侧脑室增宽"就诊。

【超声表现】见图 7-1。

【超声诊断】胎儿胼胝体缺如可能。

【超声诊断依据】透明隔腔消失,双侧侧脑室扩张呈"泪滴状",第三脑室增宽上抬,脑中线与双侧大脑纵裂间距增宽呈"三线征",胼胝体回声及胼胝体周围动脉血流信号未探及,符合胼胝体缺如超声特征。

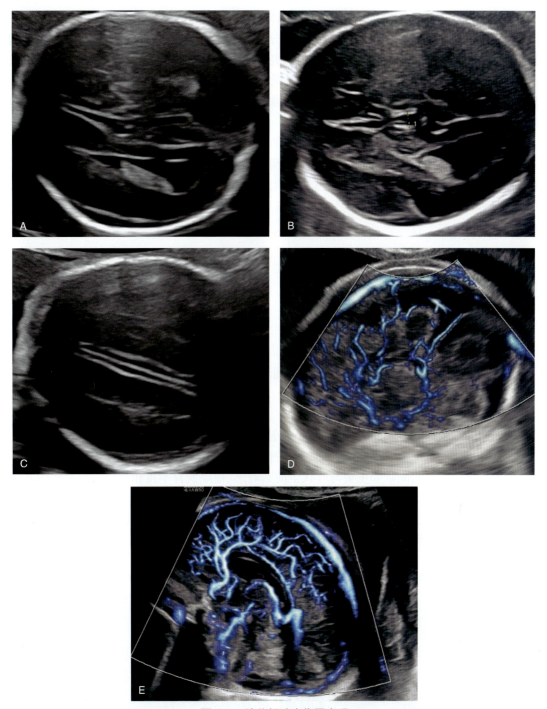

图 7-1 胎儿颅脑声像图表现

A. 胎儿颅脑横切面未探及透明隔腔,双侧侧脑室前角变窄、外展,后角扩张,呈泪滴状,后角增宽约 1.23cm;
B. 胎儿颅脑横切面显示第三脑室增宽上抬(测量键);C. 颅脑横切面显示脑中线与双侧大脑纵裂间距增宽,
呈"三线征";D. 胎儿颅脑矢状面微血流成像未探及胼胝体动脉;E. 正常胎儿颅脑矢状面微血流成像显示胼
胝体弧形低回声及其上方胼胝体动脉。

【鉴别诊断】胼胝体缺如即完全型胼胝体发育不全,主要与部分型胼胝体发育不全和其他可能引起侧脑室扩张的异常相鉴别。部分型胼胝体发育不全可观察到部分胼胝体结构回声及不完整的胼胝体周围动脉血流信号,透明隔腔可见但形态失常,常表现为长小于宽或呈三角形;胼胝体缺如时多切面均未显示胼胝体回声,透明隔腔消失,彩色多普勒无法探及胼胝体动脉血流信号。引起侧脑室扩张的异常较多,当合并透明隔腔消失时,应考虑胼胝体缺如。

【产科建议】孤立性胼胝体缺如临床症状轻重不一,大多数病人可无临床症状,但远期可能出现发育迟缓、智力障碍、运动障碍、精神障碍、癫痫等。胼胝体缺如常合并其他畸形,建议进行胎儿系统性超声检查、胎儿颅脑 MRI 检查,完善胎儿染色体核型分析、染色体微阵列分析,必要时行全外显子组测序或相关神经系统单基因遗传病基因 Panel 检测。

病例 8　透明隔缺如

【病史】女,29 岁,孕 25 周,因建档医院超声提示"可疑透明隔缺如"就诊。

【超声表现】见图 8-1。

【超声诊断】胎儿孤立性透明隔缺如。

【超声诊断依据】透明隔消失,双侧侧脑室前角相通;胼胝体、视神经及视交叉结构回声未见明显异常;符合孤立性透明隔缺如超声特征。

【鉴别诊断】透明隔缺如主要与叶状全前脑畸形、视隔发育不良相鉴别。详见病例 6 叶状全前脑畸形鉴别诊断。

【产科建议】孤立性透明隔缺如预后较好,出生后通常无明显临床症状,但产前明确诊断难度大,建议结合胎儿颅脑 MRI 检查进行判断。

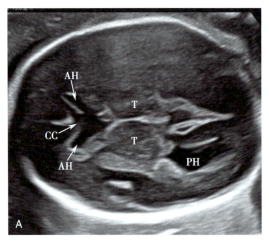
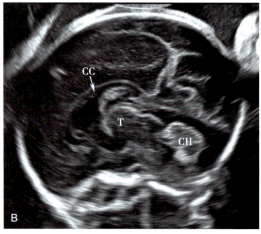

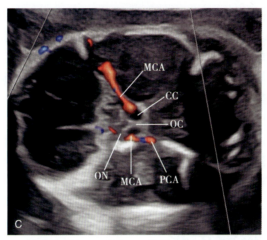

CC. 胼胝体；AH. 侧脑室前角；T. 丘脑；PH. 侧脑室后角；CH. 小脑；OC. 视交叉；
ON. 视神经；MCA. 大脑中动脉；PCA. 大脑后动脉。

图 8-1　胎儿颅脑声像图表现

A. 胎儿侧脑室水平横切面见透明隔未显示，双侧侧脑室前角相通，其前方脑中线、胼胝体可见，侧脑室未见扩张；B. 胎儿颅脑正中矢状面探及完整胼胝体回声；C.Willis 环水平横切面彩色多普勒探及视神经、视交叉回声。

病例 9　胼周脂肪瘤

【**病史**】女，28 岁，孕 31^{+1} 周，行孕晚期常规超声检查。

【**超声表现**】见图 9-1。

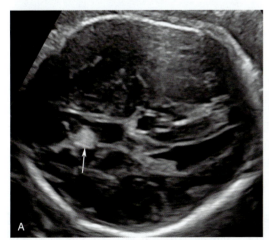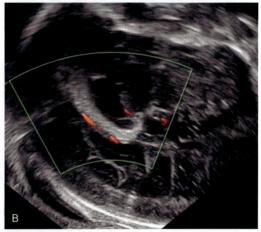

图 9-1　胎儿颅脑声像图表现

A. 胎儿颅脑横切面显示透明隔前方近中线处一高回声团（箭头），大小约 0.3cm×0.3cm，边界清晰，形态规则；B. 胎儿颅脑矢状面彩色多普勒于透明隔腔上方见弧形高回声，长约 2.0cm，其内未见明显血流信号，正常胼胝体低回声带显示不清。

【超声诊断】胎儿胼周脂肪瘤。

【超声诊断依据】透明隔上方弧形高回声带,边界清晰,无血流信号,正常胼胝体低回声带消失或变薄,符合胼周脂肪瘤超声特征。

【鉴别诊断】主要与颅内出血相鉴别。颅内出血早期可表现为脑实质或脑室内不规则高回声团,多发生于室管膜下,动态观察下,其大小、回声、形态均会出现变化;胼周脂肪瘤在动态观察下常无明显变化,且多发生于胼胝体背侧。

【产科建议】建议进行胎儿系统性超声检查,评估是否合并其他畸形,完善胎儿染色体核型分析并行胎儿颅脑 MRI 检查。单纯胼周脂肪瘤预后较好,较小者通常不出现任何症状,较大者会压迫局部组织引起相应的症状和体征,应定期随访。

病例 10　侧脑室扩张

【病史】女,29 岁,孕 27^{+3} 周,因建档医院提示单侧侧脑室增宽就诊。

【超声表现】见图 10-1。

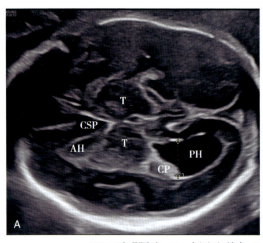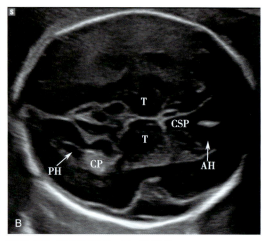

CSP:透明隔腔;AH:侧脑室前角;T:丘脑;PH:侧脑室后角;CP:脉络丛。

图 10-1　胎儿颅脑声像图表现

同一胎儿右侧侧脑室水平横切面(图 A)和左侧侧脑室横切面(图 B)显示右侧侧脑室后角明显增宽,宽约 1.17cm(测量键),脉络丛呈悬垂状;左侧侧脑室未见明显异常。

【超声诊断】胎儿右侧侧脑室轻度扩张。

【超声诊断依据】胎儿侧脑室后角宽度 ≥1cm 时诊断为侧脑室扩张。其中侧脑室宽度 ≥1cm 且<1.2cm 时为轻度扩张, ≥1.2cm 且<1.5cm 时为中度扩张, ≥1.5cm 时为重度扩张或脑积水。

【产科建议】侧脑室轻度扩张多为孤立性,预后良好。也可以是其他结构性畸形、染色体异常的表现之一,如 21- 三体综合征、18- 三体综合征、13- 三体综合征、5p 部分单体综合征（猫叫综合征）等，部分与单基因遗传病有关系，如 *L1CAM* 基因突变、沃克-沃伯格（Walker-Warburg）综合征、梅克尔-格鲁伯（Meckel-Gruber）综合征等。5% 侧脑室轻度扩张与宫内感染有关，如巨细胞病毒、弓形虫、寨卡病毒感染等。因此对侧脑室轻度扩张的胎儿，建议进行胎儿系统性超声检查以评估有无其他畸形，必要时行胎儿颅脑 MRI 检查，同时建议行胎儿染色体核型分析、染色体微阵列分析，甚至全外显子组测序等遗传学检测。可疑宫内感染时行病原微生物检测。

病例 11　脉络丛囊肿 1

【病史】女，23 岁，孕 17^{+5} 周，行常规产前超声检查。

【超声表现】胎儿颅脑声像图见图 11-1，系统性超声检查未发现其他结构异常，生长发育参数未见异常。

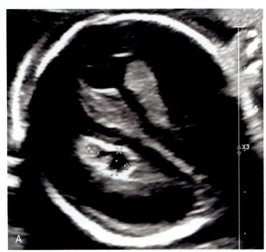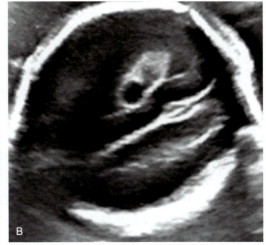

图 11-1　胎儿颅脑声像图表现

胎儿双侧脉络丛内见无回声，右侧大小约 0.9cm×0.4cm（图 A，测量键），左侧大小约 0.5cm×0.4cm（图 B），均边界清晰，形态规则。

【超声诊断】胎儿双侧脉络丛囊肿。

【超声诊断依据】双侧脉络丛内见无回声，系统性超声检查未发现其他结构异常，生长发育参数未见异常，考虑为孤立性脉络丛囊肿。

【鉴别诊断】孤立性脉络丛囊肿主要与室管膜下出血或室管膜下囊肿相鉴别。室管膜下出血的好发部位为侧脑室前角外、下、前方，早期表现为高回声，随着出血逐渐吸收，回声减低，逐渐液化为无回声。也有学者认为室管膜下囊肿为液化的室管膜下出血，当无回声较大时可凸向侧脑室，容易和脉络丛囊肿相混淆。

【产科建议】建议对胎儿进行系统性超声检查，评估是否合并其他结构畸形，必要时行胎儿染色体核型分析,除外染色体异常。

【相关知识】胎儿脉络丛囊肿是指于 14~24 周孕龄,胎儿发育中超声检查发现的侧脑室脉络丛散在的、直径 ≥ 3mm 的小囊肿。90% 以上胎儿脉络丛囊肿在孕 26 周以后消失,本身并无病理意义,个别病例可为巨大脉络丛囊肿,持续至出生后甚至终身携带,无不良临床后果。胎儿期脉络丛囊肿是超声软指标之一,可能与 18- 三体综合征、21- 三体综合征等染色体异常有关,尤其当囊肿>1.0cm 时,染色体异常的风险增加。当合并染色体异常时,胎儿常合并其他结构异常。

目前多数研究将胎儿脉络丛囊肿分为两类。①孤立性脉络丛囊肿:即超声检查只发现脉络丛囊肿,不合并其他结构异常,这类囊肿占 85% 以上,见病例 11 和病例 13;②复杂性脉络丛囊肿:即除脉络丛囊肿以外,伴有其他超声图像异常者,约占 15% 以下,与 18- 三体综合征、21- 三体综合征等有关,见病例 12。

病例 12　脉络丛囊肿 2

【病史】女,33 岁,孕 23^{+2} 周,行胎儿系统性超声检查。

【超声表现】见图 12-1。

【超声诊断】胎儿 18- 三体综合征可能。

【超声诊断依据】胎儿双侧脉络丛囊肿伴有脊髓圆锥位置低、骶椎发育不良和“重叠手征”,符合 18- 三体综合征超声特征。

【鉴别诊断】主要与孤立性脉络丛囊肿相鉴别。后者无其他染色体异常指征及结构畸形,脉络丛囊肿常<1.0cm;胎儿 18- 三体综合征脉络丛囊肿常 ≥ 1.0cm,同时合并其他结构畸形和“三体手”。

【产科建议】建议羊水穿刺行染色体检查。

【产前诊断结果】染色体检查示 18- 三体综合征。

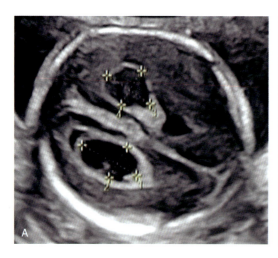
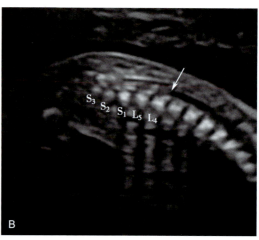

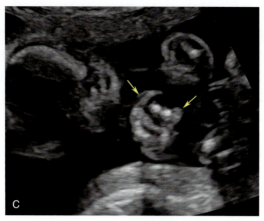

图 12-1 胎儿颅脑声像图表现

A. 胎儿双侧脉络丛内见无回声,均边界清晰,右侧大小约 1.8cm × 1.0cm(下方测量键),左侧大小约 1.5cm × 1.1cm(上方测量键);B. 脊髓圆锥约位于 L_4 水平(箭头),仅探及 3 个骶椎骨化中心;C. 胎儿手指呈"重叠手"状(箭头)。

病例 13 脉络丛囊肿 3

【病史】女,35 岁,孕 22 周及孕 28^{+5} 周分别行系统畸形筛查和孕晚期超声检查。孕妇育有一子,孕时诊断为巨大脉络丛囊肿,染色体检查未见异常,现在 7 岁,脉络丛囊肿同前,生长发育未见明显异常。

【超声表现】孕 22 周超声提示胎儿双侧脉络丛囊肿,右侧大小约 2.7cm × 1.5cm,左侧大小约 2.4cm × 1.5cm;孕 28^{+5} 周时脉络丛囊肿较前增大(见图 13-1),生长发育参数及其他结构未见明显异常。

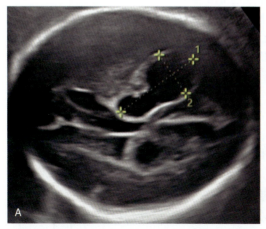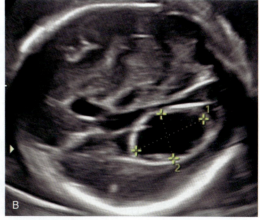

图 13-1 胎儿颅脑声像图表现

胎儿孕 28^{+5} 周,双侧脉络丛内见无回声,右侧范围约 3.1cm × 1.6cm(图 A,测量键),
左侧范围约 2.6cm × 1.6cm(图 B,测量键)。

【超声诊断】胎儿双侧巨大脉络丛囊肿。

【超声诊断依据】脉络丛内见巨大无回声，系统性超声检查未发现其他结构畸形，生长发育参数正常，结合家族史，胎儿染色体异常的风险较低，孤立性双侧脉络丛囊肿可能性大。

【产科建议】胎儿巨大脉络丛囊肿，建议行染色体检查及头颅 MRI 检查。

【产前诊断结果】染色体检查未见异常，头颅 MRI 检查同产前超声诊断。

病例 14　室管膜下囊肿

【病史】女，27 岁，孕 37^{+6} 周，因建档医院超声提示"颅内无回声待查"就诊。

【超声表现】见图 14-1。

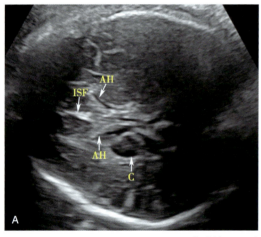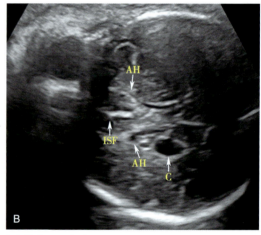

ISF. 大脑镰；AH. 侧脑室前角；C. 囊肿。

图 14-1　胎儿颅脑声像图表现

胎儿颅脑横切面（图 A）及斜冠状面（图 B）显示右侧侧脑室前角下方探及无回声，
边界清晰，形态规则，其内透声好。

【超声诊断】胎儿右侧室管膜下囊肿。

【超声诊断依据】胎儿右侧侧脑室前角下方探及无回声，边界清晰，其内透声好，符合室管膜下囊肿超声特征。

【鉴别诊断】详见病例 11 脉络丛囊肿的相关鉴别诊断。

【产科建议】孤立性室管膜下囊肿在胎儿出生后 1~12 个月内消失，预后良好。室管膜下囊肿也与颅内出血、宫内感染（如巨细胞病毒、风疹病毒、弓形虫感染等）、胎儿宫内生长受限、染色体异常、先天性畸形、神经发育障碍有关，须进行胎儿系统性超声检查、颅脑 MRI 检查、染色体微阵列分析及病原微生物检测，评估是否合并上述异常，其预后取决于合并异常的严重程度。

病例 15　胎儿脑室周围 - 脑室内出血Ⅰ级

【病史】女,27 岁,孕 37 周,行孕晚期常规超声检查。足月分娩,现 3 岁,生长发育正常。

【超声表现】见图 15-1。

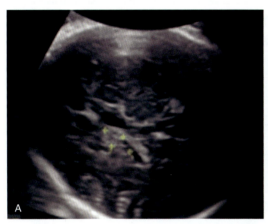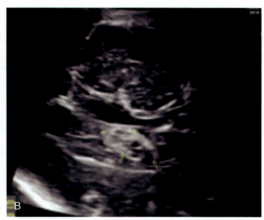

图 15-1　胎儿颅脑声像图表现
A. 胎儿颅脑横切面显示左侧侧脑室前角外侧不均回声(测量键);
B. 胎儿颅脑冠状面显示同侧侧脑室前角下方不均回声(测量键)。

【超声诊断】胎儿脑室周围 - 脑室内出血Ⅰ级(胎儿室管膜下出血)。

【超声诊断依据】本病例中胎儿左侧侧脑室前角外下方不均回声(测量键),无侧脑室增宽及脑实质内出血改变,符合胎儿脑室周围 - 脑室内出血Ⅰ级超声特征。

【鉴别诊断】应与Ⅱ~Ⅳ级胎儿脑室周围 - 脑室内出血、脉络丛囊肿、室管膜下囊肿及颅内肿瘤相鉴别。本病例出血局限于室管膜下,无侧脑室增宽及脑实质内出血灶,可除外Ⅱ~Ⅳ级胎儿脑室周围 - 脑室内出血。脉络丛囊肿为脉络丛内无回声,绝大多数可在分娩前自然消退,动态观察容易鉴别。室管膜下囊肿多表现为侧脑室前角下方无回声,也有学者认为部分室管膜下囊肿源于室管膜下出血。大多数颅内肿瘤回声不均,生长迅速,彩色多普勒可显示病灶内血流信号,而胎儿脑室周围 - 脑室内出血早期表现为高回声,动态观察回声逐渐减低,彩色多普勒探查不到血流信号。

【产科建议】注意询问孕妇的病史、用药史、外伤史及血小板等凝血功能相关的实验室检查,尽可能寻找颅内出血的病因。胎儿预后与出血部位及范围有关。颅内出血范围越大,神经系统发育不良率及出生后死亡率越高,是否合并脑室扩张也是判断预后的指标,因此,目前认为当侧脑室宽度 ≥ 15mm(Ⅲ级出血)或出血累及脑实质(Ⅳ级出血)时预后差。如继续妊娠,建议对胎儿进行系统性超声检查除外其他系统畸形,同时行颅脑 MRI 进一步评估脑室及脑实质受累情况;建议行胎儿染色体核型分析、病原微生物相关检测,定期监测,密切观察出血范围变化。

【相关知识】胎儿颅内出血包括脑室周围-脑室内出血、蛛网膜下腔出血、硬脑膜下出血、小脑出血和脑实质出血，其中脑室周围-脑室内出血属于脑室周围室管膜下生发基质的出血，是最常见的出血类型。根据出血是否累及侧脑室及脑实质，脑室周围-脑室内出血分为Ⅰ～Ⅳ级：Ⅰ级又称室管膜下出血，出血局限于室管膜下；Ⅱ级是指出血破入侧脑室，侧脑室增宽（<15mm）；Ⅲ级出血破入侧脑室，侧脑室增宽（≥15mm）；Ⅳ级指上述任一级别合并脑实质出血。Ⅰ级出血超声表现为室管膜下区域强回声光团，旁正中矢状面显示尾状核丘脑沟处不均回声，血肿大时可凸入脑室内。随着出血吸收，强回声血肿中心部位回声逐渐变低，形成无回声的囊腔，须与感染后形成的囊肿或其他囊肿相鉴别。Ⅱ级和Ⅲ级出血可于脑室内探及不均回声，常与脉络丛分界不清，脑脊液透声差，侧脑室增宽，分别<或≥15mm。Ⅳ级可于脑室周围的脑实质内见不均回声，液化后表现为无回声，可与侧脑室相通或不相通。

病例 16　胎儿脑室周围 - 脑室内出血 Ⅱ 级

【病史】女，35 岁，孕 32^{+2} 周，行常规超声检查，生长发育参数正常。
【超声表现】见图 16-1。

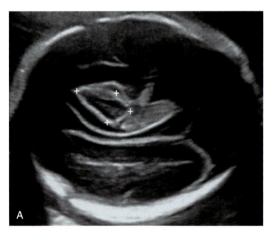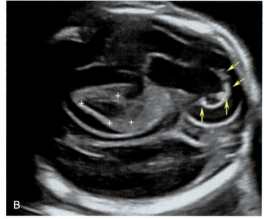

图 16-1　胎儿颅脑声像图表现

经右侧侧脑室斜横切面显示前角外侧不均质回声（图 A、B 测量键），侧脑室增宽，宽约 1.2cm，内见附壁不均血块样回声（图 B 箭头）。

【超声诊断】胎儿脑室周围 - 脑室内出血 Ⅱ 级。
【超声诊断依据】胎儿脑室周围 - 脑室内出血分为Ⅰ～Ⅳ级（详见病例 15），胎儿右侧侧脑室前角外侧不均质回声，侧脑室宽约 1.2cm，见附壁凝血块，符合脑室周围 - 脑室内出血Ⅱ级。

【鉴别诊断】应与Ⅰ级和Ⅲ~Ⅳ级胎儿脑室周围-脑室内出血、脉络丛囊肿、室管膜下囊肿及颅内肿瘤鉴别。于室管膜下见不均回声，侧脑室增宽<1.5cm，无脑实质内出血灶，可除外Ⅰ级和Ⅲ~Ⅳ级胎儿脑室周围-脑室内出血。与脉络丛囊肿、室管膜下囊肿及颅内肿瘤的鉴别诊断详见病例15胎儿脑室周围-脑室内出血Ⅰ级的相关鉴别诊断。

【产科建议】详见病例15胎儿脑室周围-脑室内出血Ⅰ级的相关产科建议。

病例 17　胎儿脑室周围-脑室内出血Ⅳ级伴脑穿通

【病史】女，30岁，孕31^{+4}周，行孕晚期常规超声检查。

【超声表现】见图17-1。

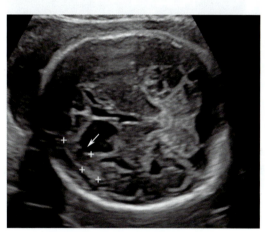

图 17-1　胎儿颅脑声像图表现
经小脑横切面显示左侧侧脑室前角外侧脑实质内见不均低回声（测量键），
近侧脑室处见不规则无回声并与侧脑室前角相通（箭头）。

【超声诊断】胎儿脑室周围-脑室内出血Ⅳ级伴脑穿通。

【超声诊断依据】左侧侧脑室前角外侧脑实质内见不均回声（测量键），不均回声内见无回声并与侧脑室相通，符合胎儿脑室周围-脑室内出血Ⅳ级伴脑穿通。

【鉴别诊断】胎儿脑室周围-脑室内出血Ⅳ级应与Ⅰ~Ⅲ级胎儿脑室周围-脑室内出血、室管膜下囊肿及颅内肿瘤相鉴别。本病例侧脑室前角外侧见不均低回声，病灶累及脑实质并与侧脑室相通，因此可除外Ⅰ~Ⅲ级胎儿脑室周围-脑室内出血。与室管膜下囊肿及颅内肿瘤的鉴别诊断详见病例15胎儿脑室周围-脑室内出血Ⅰ级的相关鉴别诊断。

【产科建议】详见病例15胎儿脑室周围-脑室内出血Ⅰ级的相关产科建议。

病例 18　小脑发育不良

【病史】女,25 岁,孕 23^{+5} 周,行胎儿系统性超声检查。

【超声表现】见图 18-1。

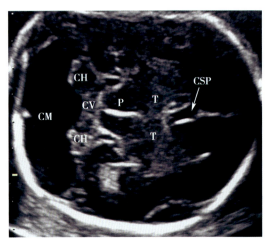

CSP. 透明隔腔;T. 丘脑;P. 大脑脚;CH. 小脑半球;
CV. 小脑蚓部;CM. 小脑延髓池。

图 18-1　胎儿颅脑声像图表现

胎儿小脑横切面显示双侧小脑半球及蚓部扁平、窄小;
小脑延髓池明显增宽,宽约 1.6cm。

【超声诊断】胎儿小脑发育不良。

【超声诊断依据】小脑半球及蚓部扁平、窄小;小脑延髓池扩张,考虑小脑发育不良。

【鉴别诊断】胎儿小脑发育不良主要与丹迪 - 沃克(Dandy-Walker)综合征、菱脑融合、单纯小脑延髓池增宽相鉴别。三者均可表现为小脑延髓池增宽,鉴别要点为 Dandy-Walker 综合征的主要特征是小脑蚓部缺失、第四脑室与小脑延髓池相通;菱脑融合的主要特征是双侧小脑半球融合、小脑蚓部缺如;单纯小脑延髓池增宽的小脑半球及蚓部的大小、形态、回声均无异常。

【产科建议】小脑发育不良的胎儿出生后有中重度神经系统发育迟缓,预后较差,常伴有染色体异常,尤其是 18- 三体综合征和 21- 三体综合征,建议行胎儿染色体核型分析及颅脑 MRI 检查。

病例 19　菱脑融合

【病史】女,37 岁,孕 23 周,行胎儿系统性超声检查。

【超声表现】见图 19-1。

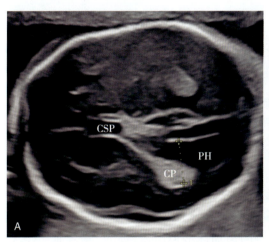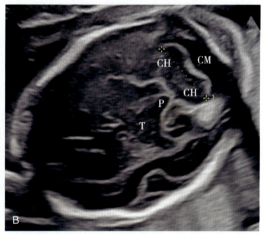

CSP. 透明隔腔;CP. 脉络丛;PH. 侧脑室后角;T. 丘脑;P. 大脑脚;CH. 小脑半球;CM. 小脑延髓池。

图 19-1　胎儿颅脑声像图表现

A. 胎儿侧脑室水平横切面显示侧脑室增宽,后角宽约 1.05cm(测量键);B. 胎儿小脑横切面显示
小脑半球小,呈三角形,小脑横径宽约 1.9cm(测量键),未探及蚓部结构,小脑延髓池增宽。

【超声诊断】胎儿菱脑融合。

【超声诊断依据】小脑呈三角形,横径小,左右小脑半球融合,未探及蚓部结构。

【鉴别诊断】菱脑融合主要与小脑发育不良、朱伯特(Joubert)综合征相鉴别。小脑发育
不良表现为小脑及蚓部可见,但发育窄小;Joubert 综合征表现为蚓部缺失,双侧小脑半球不
融合,可见"中线征"和"磨牙征"。

【产科建议】建议对胎儿进行系统性超声检查评估是否合并其他畸形,建议行胎儿染色
体核型分析及胎儿颅脑 MRI 评估,合并其他异常时需结合所伴发异常进行综合判断。

病例 20　朱伯特(Joubert)综合征

【病史】女,33 岁,孕 22⁺⁵ 周,行胎儿系统性超声检查。

【超声表现】见图 20-1。

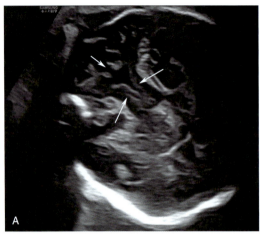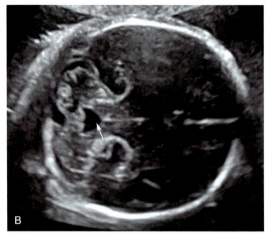

图 20-1　胎儿颅脑声像图表现

胎儿小脑横切面未探及小脑蚓部回声，两侧小脑半球分离（图 A 短箭头），其内侧缘相互接触形成"中线征"，第四脑室呈"蝙蝠翼"状（图 B 箭头），小脑上脚变厚、变长形成"磨牙征"（图 A 长箭头）。

【超声诊断】胎儿 Joubert 综合征可能。

【超声诊断依据】胎儿小脑蚓部缺失或发育不良，左右小脑半球间可见"中线征"；中脑和脑桥连接部增宽、变形，导致头侧至尾侧第四脑室增宽，中部呈三角形而上部则呈"蝙蝠翼"状，称为"蝙蝠翼征"；小脑上脚延长、脚间窝加深形似臼齿，称为"磨牙征"（又称"臼齿征"）。

【鉴别诊断】胎儿 Joubert 综合征主要与 Dandy-Walker 综合征相鉴别。二者均可表现为小脑蚓部缺失或发育不良，但 Dandy-Walker 综合征无"中线征"和"磨牙征"表现。

【产科建议】Joubert 综合征是一组常染色体隐性遗传 /X 连锁隐性遗传病引起的神经系统疾病，可合并眼部、肾脏等多系统异常，预后较差。怀疑此病时需进行胎儿颅脑 MRI 检查，建议行相应的基因诊断或全外显子组测序。

病例 21　丹迪 - 沃克（Dandy-Walker）综合征

【病史】女，35 岁，孕 22^{+1} 周，行胎儿系统性超声检查。

【超声表现】见图 21-1。

【超声诊断】胎儿小脑异常——Dandy-Walker 综合征可能。

【超声诊断依据】胎儿小脑蚓部缺如，小脑延髓池增宽，第四脑室增大与小脑延髓池相通。

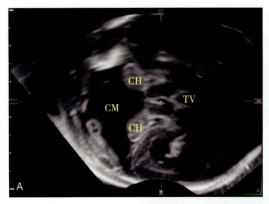
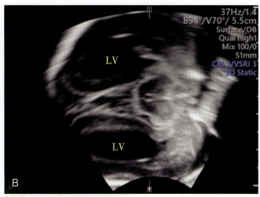
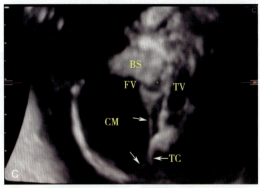

CH. 小脑半球；CM. 小脑延髓池；TV. 第三脑室；LV. 侧脑室；BS. 脑干；FV. 第四脑室；TC. 小脑幕。

图 21-1 胎儿颅脑三维成像声像图表现

A. 胎儿颅脑三维成像经小脑横切面，未探及小脑蚓部回声，双侧小脑半球分开，第三脑室增宽，小脑延髓池增宽，第四脑室增大与小脑延髓池相通；B. 冠状面可见侧脑室增宽；C. 正中矢状面未探及小脑蚓部回声，小脑幕上抬（箭头）。

【鉴别诊断】主要与 Blake 囊肿、小脑延髓池增宽、蛛网膜囊肿等相鉴别。Dandy-Walker 综合征因小脑蚓部不发育或发育不良，超声表现为左右小脑半球分开，第四脑室增大与小脑延髓池相通，常伴有小脑发育不良、小脑幕上抬。Blake 囊肿的小脑蚓部受囊肿挤压上抬，导致小脑半球下部分离，第四脑室扩张，表现类似 Dandy-Walker 综合征，但小脑蚓部发育正常，于小脑延髓池内见无回声并与第四脑室相通，呈"沙漏征"，囊肿较大时可引起蚓部上抬，但发育完整。小脑延髓池增宽时第四脑室无扩张，小脑半球和蚓部发育正常。蛛网膜囊肿通常位于一侧，可能导致小脑延髓池不对称增宽，小脑半球和蚓部发育正常，严重时小脑局部受压。

【产科建议】Dandy-Walker 综合征多伴有严重神经系统发育低下，预后较差，若合并染色体异常等情况时预后更差。40%~70% 患儿在出生后早期出现智力低下和神经系统功能障碍。建议行胎儿颅脑 MRI 检查、遗传学检查包括染色体核型分析、染色体微阵列分析、全外显子组测序和病原微生物核酸检测（风疹病毒、巨细胞病毒或弓形虫感染）。

【相关知识】Dandy-Walker 综合征（DWS）又称 Dandy-Walker 畸形（DWM）、先天性第四脑室中孔侧孔闭锁、后颅窝型脑积水综合征，是一种梗阻性脑积水，是因为第四脑室的侧孔和正中孔被后颅窝阻塞，导致梗阻性脑积水和小脑延髓池变大。典型的 Dandy-Walker 综合征有三个特征：小脑蚓部缺失或发育不良；第四脑室背侧与后颅窝囊腔相通；后颅窝扩大伴有横窦、小脑幕和窦汇上移，可合并脑积水、胼胝体发育不良、多小脑回畸形和灰质异位等。

病例 22　小脑延髓池增宽

【病史】女，25 岁，孕 23^{+5} 周，行胎儿系统性超声检查。

【超声表现】见图 22-1。

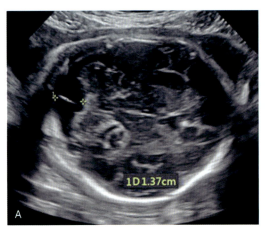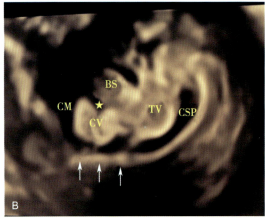

CM. 小脑延髓池；CV. 小脑蚓部；BS. 脑干；TV. 第三脑室；CSP. 透明隔腔。

图 22-1　胎儿颅脑声像图表现

A. 胎儿小脑横切面显示小脑半球及小脑蚓部形态、回声无异常，小脑延髓池增宽，宽约 1.4cm（测量键）；B. 胎儿颅脑三维成像矢状切面显示小脑蚓部完整，第四脑室（★）、中脑导水管未见扩张，小脑幕未见上抬（箭头）。

【超声诊断】胎儿小脑延髓池增宽。

【超声诊断依据】小脑延髓池增宽>10mm，小脑及蚓部发育完整，第四脑室无扩张。

【鉴别诊断】详见病例 21 Dandy-Walker 综合征的相关鉴别诊断。

【产科建议】孤立性小脑延髓池增宽总体预后较好，极少出现严重的神经系统异常并发症。18- 三体综合征胎儿可出现小脑延髓池增宽。当合并其他畸形和发育迟缓时，预后较差，因此建议行胎儿系统性超声检查及颅脑 MRI 检查，必要时宜行染色体核型分析及染色体微阵列分析，并做病原微生物核酸检测以排除宫内感染。

病例 23 Blake 囊肿

【病史】女,36 岁,孕 24 周,行胎儿系统性超声检查。

【超声表现】见图 23-1。

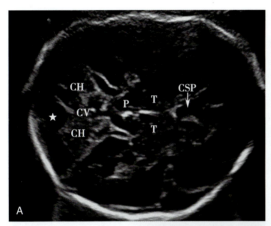 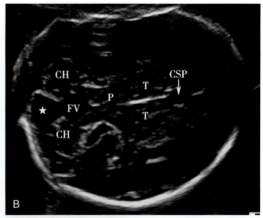

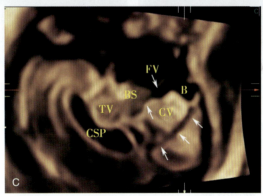

CH. 小脑半球;CV. 小脑蚓部;P. 大脑脚;T. 丘脑;CSP. 透明隔腔;
FV. 第四脑室;BS. 脑干;TV. 第三脑室;B. Blake 囊肿。

图 23-1 胎儿颅脑声像图表现

A. 胎儿小脑横切面显示双侧小脑半球形态无明显异常,左右对称,小脑蚓部形态回声无异常;B. 胎儿小脑横切面显示小脑延髓池可见一无回声结构(★),壁薄,其内透声好,与第四脑室相通呈"沙漏征";C. 三维成像显示小脑蚓部略上旋,结构完整,囊肿上缘达小脑幕下,第四脑室扩张,中脑导水管(CV 左侧箭头)未见扩张,小脑幕(CV 右下方 3 个箭头)未上抬。

【超声诊断】胎儿 Blake 囊肿。

【超声诊断依据】胎儿小脑延髓池内无回声结构,与第四脑室相通呈"沙漏征";小脑半球及蚓部形态、大小无异常。

【鉴别诊断】详见病例 21 Dandy-Walker 综合征的相关鉴别诊断。

【产科建议】孤立性 Blake 囊肿出生后与神经发育迟缓之间无明显相关性,属于一种正常变异,预后好;合并其他畸形时,预后取决于合并畸形的严重程度。

病例 24　蛛网膜囊肿

【病史】女,29 岁,孕 23^{+3} 周,行胎儿系统性超声检查。

【超声表现】见图 24-1。

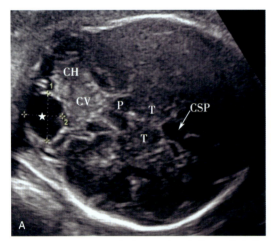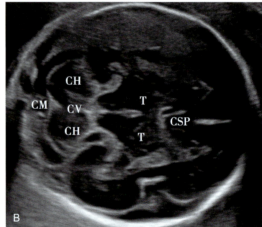

CH. 小脑半球;CV. 小脑蚓部;P. 大脑脚;T. 丘脑;CSP. 透明隔腔;CM. 小脑延髓池。

图 24-1　胎儿颅脑声像图表现

A. 胎儿小脑横切面显示小脑延髓池右侧一无回声结构(★),大小约 1.5cm×1.3cm(测量键),边界清,形态规则,其内透声好,不与第四脑室相通;B. 正常胎儿小脑横切面显示小脑半球形态无明显异常,左右对称,小脑延髓池无增宽。

【超声诊断】胎儿蛛网膜囊肿。

【超声诊断依据】胎儿小脑延髓池一侧见无回声结构,边界清,其内透声好,不与第四脑室相通。

【鉴别诊断】详见病例 21 Dandy-Walker 综合征的相关鉴别诊断。

【产科建议】孤立性蛛网膜囊肿的预后与囊肿大小及位置有关,取决于其对周围组织的影响,囊肿较大时可使周围正常脑组织受压、移位,可影响脑脊液循环,导致继发性脑积水,或压迫小脑和枕骨导致枕骨重塑,一般预后良好,建议定期超声检查随访。

病例 25 中间帆腔

【病史】女,39 岁,孕 31^{+4} 周,行常规产前超声检查。

【超声表现】见图 25-1。

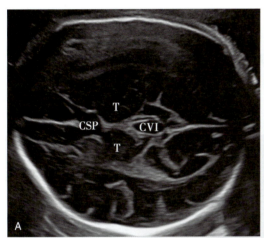
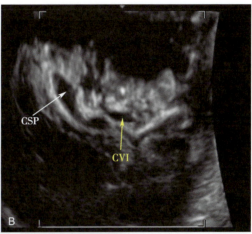
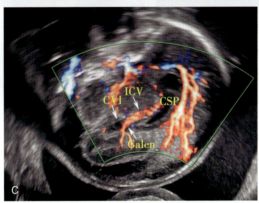

CSP. 透明隔腔;CVI. 中间帆腔;T. 丘脑;ICV. 大脑内静脉;Galen. 大脑大静脉。

图 25-1 胎儿颅脑声像图表现

胎儿颅脑横切面(图 A)及超声三维成像(图 B)显示双侧丘脑后上方脑中线处无回声结构,边界清晰,形态规则,其内透声好;颅脑正中矢状面彩色多普勒显示无回声结构位于大脑大静脉后下方(图 C)。

【超声诊断】胎儿中间帆腔可见。

【超声诊断依据】中间帆腔是一个潜在的蛛网膜下脑池,其前上方为胼胝体压部和穹隆柱,下方为第三脑室顶,下外侧为丘脑,后方为四叠体池,走行于大脑大静脉后下方。本病例胎儿丘脑后上方中线处的无回声结构,符合中间帆腔的诊断。

【鉴别诊断】中间帆腔主要与第六脑室、第三脑室、蛛网膜囊肿相鉴别。第六脑室位于透明隔腔后方,且与透明隔腔相通;第三脑室位于脑中线处、双侧丘脑之间;蛛网膜囊肿可位于颅内任意部位的脑实质外,较大者可压迫邻近脑实质,而中间帆腔通常不会引起邻近脑实质受压。

【产科建议】中间帆腔通常是一种良性发现,但仍建议对胎儿进行系统性超声检查以除外其他结构畸形;如不合并其他异常,可定期超声随访观察。

病例 26　第六脑室

【病史】女,35 岁,孕 29^{+6} 周,因建档医院超声检查提示"脑中线无回声结构待查"就诊。

【超声表现】见图 26-1。

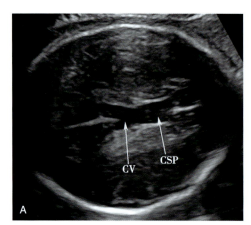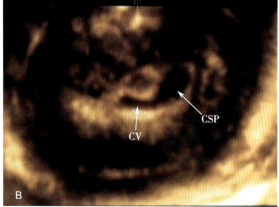

CSP. 透明隔腔;CV. 韦氏腔,即第六脑室。

图 26-1　胎儿颅脑声像图表现

胎儿颅脑横切面(图 A)及超声三维成像(图 B)显示透明隔腔后方延续长条形无回声结构。

【超声诊断】胎儿第六脑室存在。

【超声诊断依据】第六脑室又称韦氏腔,多由透明隔腔扩展而成,位于透明隔腔后方。本例胎儿透明隔腔后方见长条形无回声结构,与透明隔腔相延续,考虑为胎儿第六脑室。

【鉴别诊断】详见病例 25 中间帆腔的相关鉴别诊断。

【产科建议】胎儿第六脑室对神经系统发育无明显影响,属于一种正常变异,通常无明显临床症状,建议随访观察。

病例 27　大脑大静脉瘤

【病史】女,25岁,孕30周,行孕晚期常规超声检查。

【超声表现】见图27-1。

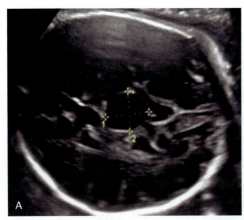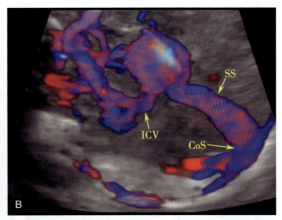

ICV. 大脑内静脉;SS. 直窦;CoS. 窦汇。

图 27-1　胎儿颅脑声像图表现

A. 胎儿颅脑横切面显示脑中线处一无回声结构,大小约 1.8cm×1.6cm(测量键),边界清,形态规则;B. 彩色多普勒显示无回声结构内充满血流信号,前方与大脑内静脉相连,向后汇入直窦,继续向后走行进入窦汇,窦汇增宽。

【超声诊断】胎儿大脑大静脉瘤。

【超声诊断依据】大脑大静脉又称 Galen 静脉,位于胼胝体压部后下方,由双侧大脑内静脉汇合组成,向后汇入直窦。大脑大静脉瘤本质是一种动静脉畸形,而不是真正的静脉瘤。本病例主要超声特征是胎儿脑中线处无回声结构,其内充满血流信号,因此考虑为大脑大静脉瘤。

【鉴别诊断】大脑大静脉瘤主要与蛛网膜囊肿、脑穿通畸形囊肿、颅内畸胎瘤相鉴别。应用彩色多普勒可对上述病变进行鉴别,大脑大静脉瘤内充满血流信号。

【产科建议】大脑大静脉瘤是一种罕见的脑血管先天发育异常,胎儿孤立性大脑大静脉瘤往往预后较好,但合并胎儿脑损伤及心功能不全等其他异常时则预后不良。因此建议行胎儿系统性超声检查,排除其他结构异常及胎儿发育迟缓的可能,建议行胎儿超声心动图检查及胎儿颅脑 MRI 检查,定期超声检查随访,建议行染色体核型分析及染色体微阵列分析。

病例 28　开放性脊柱裂

【病史】女,35 岁,孕 19^{+3} 周,双胎妊娠(双绒毛膜双羊膜囊),行常规产前超声检查。

【超声表现】见图 28-1。

【超声诊断】胎儿骶尾部开放性脊柱裂。

【超声诊断依据】该胎儿骶尾部皮肤连续性中断,局部外凸无回声;椎弓增宽并向后开放呈"U"形;前额凹陷呈"柠檬头"样;小脑"香蕉征";侧脑室扩张等符合开放性脊柱裂超声表现。

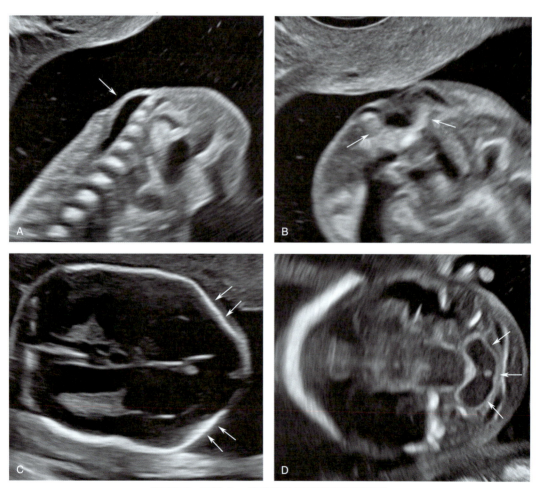

图 28-1　双胎之一胎儿脊柱及颅脑声像图表现

宫内双胎妊娠。A. 双胎之一脊柱矢状面显示胎儿骶尾部皮肤连续性中断,局部外凸无回声(箭头);B.骶尾部脊柱横切面显示椎弓增宽并向后开放呈"U"形(箭头);C.颅脑横切面显示前额凹陷,呈"柠檬头"样(箭头),侧脑室增宽,脑室率>50%;D. 小脑水平横切面显示小脑延髓池消失,小脑向后下方移位,呈"香蕉征"(箭头)。

【鉴别诊断】开放性脊柱裂主要与闭合性脊柱裂、骶尾部畸胎瘤、藏毛窦等相鉴别。根据膨出物表面皮肤是否完整可在产前鉴别诊断开放性脊柱裂与闭合性脊柱裂,但应多角度观察,除外皮肤回声失落伪像。骶尾部畸胎瘤通常表现为骶尾部巨大实性或囊实性包块,凸向腹侧,不伴有脊柱、皮肤及颅内异常改变。藏毛窦可于脊柱背侧见一小凹陷,凹陷下方见窦道,窦道深者可达椎管,产前诊断难度大。

【产科建议】本病例为双胎妊娠,双胎之一存在开放性脊柱裂伴有颅内异常,预后较差,死亡率较高,建议尽早行超声引导下减胎术。

【相关知识】脊柱裂包括显性脊柱裂和隐性脊柱裂,显性脊柱裂又包括开放性脊柱裂和闭合性脊柱裂。开放性脊柱裂是指病变部位皮肤连续中断,椎管闭合不全,表现为椎弓向后不同程度开放,病变背侧见膨出物,并根据膨出物内容不同分为脊膜膨出、脊髓脊膜膨出和脊髓膨出(又称脊髓外露),脑脊液通过缺损处漏出,常合并颅内异常改变,包括"柠檬头"、小脑"香蕉征"、脑积水,严重时可合并小脑扁桃体下疝畸形;闭合性脊柱裂椎管闭合不全,表现为椎弓向后不同程度开放,病变背侧见囊性或囊实性包块,但皮肤连续性完整,无脑脊液漏出,颅内结构无异常改变。

病例 29　闭合性脊柱裂伴脊膜膨出

【病史】女,33 岁,孕 22 周,行胎儿系统性超声检查。

【超声表现】见图 29-1。

【超声诊断】胎儿骶尾部闭合性脊柱裂伴脊膜膨出。

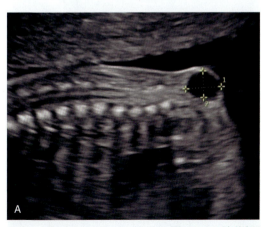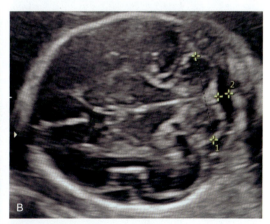

图 29-1　胎儿颅脑及脊柱声像图表现

A. 胎儿脊柱矢状面显示骶尾部皮下可见一范围约 1.0cm × 0.8cm 的无回声区(测量键),外凸,与椎管末端相连续,局部皮肤连续性好;B. 胎儿小脑横切面显示小脑半球宽度(测量键 1)未见明显异常,小脑蚓部可见,小脑延髓池(测量键 2)无明显增大。

【超声诊断依据】胎儿骶尾部皮下无回声区,与椎管相连,无回声区表面皮肤连续性完整;小脑延髓池及小脑未见异常。

【鉴别诊断】详见病例 28 开放性脊柱裂的相关鉴别诊断。

【产科建议】脊柱裂常合并其他畸形及染色体异常,因此需要对胎儿进行系统性超声检查明确是否合并其他畸形,完善胎儿染色体核型分析及染色体微阵列分析,请神经外科会诊以对胎儿病情作出全面评估,在患者知情同意下制订诊治方案。

病例 30　闭合性脊柱裂伴脊髓脊膜膨出

【病史】女,29 岁,孕 25^{+1} 周,行胎儿系统性超声检查。

【超声表现】见图 30-1。

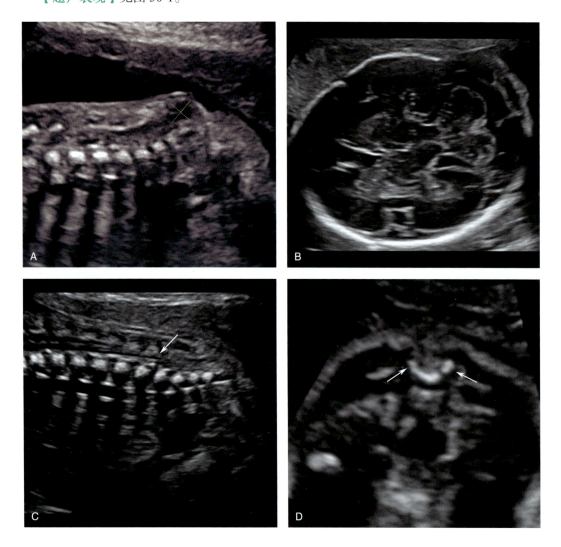

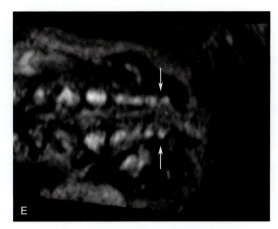

图 30-1 胎儿颅脑及脊柱声像图表现

A.胎儿脊柱矢状面显示骶尾部皮下偏左侧可见一范围约 1.1cm×0.9cm 的囊实性回声包块(测量键),表面皮肤连续完整;B.胎儿小脑横切面显示小脑半球未见明显异常,小脑蚓部可见,小脑延髓池无明显增大;C.脊柱矢状面显示脊髓圆锥位于 L_5 水平(箭头);D.脊柱横切面显示椎弓增宽并向后开放呈"V"形(箭头);E.脊柱三维成像冠状面显示尾椎椎弓间距增宽(箭头)。

【超声诊断】胎儿骶尾部闭合性脊柱裂伴脊髓脊膜膨出。

【超声诊断依据】胎儿骶尾部皮下囊实性回声包块,表面皮肤完整,尾椎椎弓增宽并向后开放呈"V"形;小脑延髓池及小脑半球未见异常;脊髓圆锥位于 L_5 水平。

【鉴别诊断】详见病例 28 开放性脊柱裂的相关鉴别诊断。

【产科建议】同病例 29 闭合性脊柱裂伴脊膜膨出。

病例 31 骶尾部畸胎瘤

【病史】女,28 岁,孕 23 周,行胎儿系统性超声检查。

【超声表现】见图 31-1。

【超声诊断】胎儿骶尾部畸胎瘤可能。

【超声诊断依据】胎儿骶尾部脊柱腹侧囊性包块,边界清楚,内部有不全分隔;骶尾部脊柱排列及回声未见异常。

【鉴别诊断】详见病例 28 开放性脊柱裂的相关鉴别诊断。

【产科建议】骶尾部畸胎瘤的预后与包块大小、生长速度、血管化程度、肿瘤的良恶性、胎儿是否水肿有关,产前建议密切超声监测包块变化情况、羊水量、胎儿心功能。分娩方式与凸于体表的肿瘤大小有关,出生后应尽早进行手术治疗。与染色体异常相关性不大。

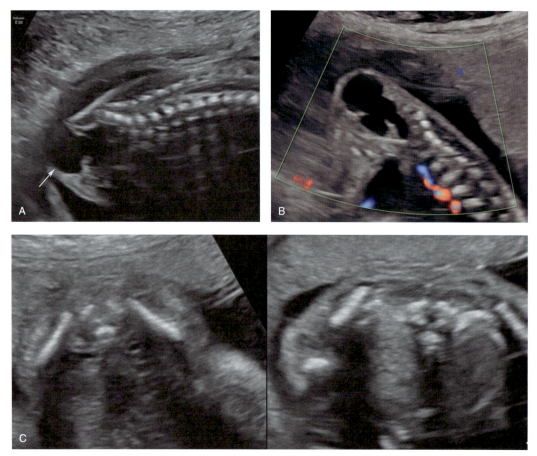

图 31-1　胎儿骶尾部声像图表现

A.胎儿脊柱骶尾部矢状面显示胎儿骶尾部脊柱腹侧一囊性回声包块（箭头），透声好，该包块大部分位于盆腔内，凸向后方，小部分位于体外，边界清楚，边缘欠规则，包膜清楚、完整，可见多发不全分隔；B.彩色多普勒显示包块内未见明显血流信号；C.脊柱横切面显示椎弓排列及回声未见明显异常。

病例 32　终丝囊肿

【病史】女，29 岁，孕 23 周，行胎儿系统性超声检查。

【超声表现】孕 23 周超声图像见图 32-1。四周后超声复查，见图 32-2。

【超声诊断】胎儿终丝囊肿伴自发性消失。

【超声诊断依据】终丝是脊髓末端与尾骨之间的连接，脊髓中央管可深入终丝 5~6mm。本病例主要超声特征为胎儿脊髓圆锥下方无回声结构，四周后复查，无回声结构吸收消失，诊断为胎儿终丝囊肿。

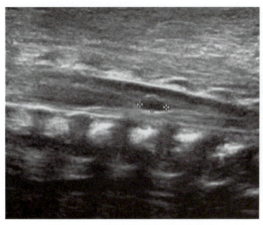

图 32-1　胎儿骶尾部声像图表现

胎儿骶尾部矢状面显示椎管内脊髓圆锥下方无回声结构，大小约 0.38cm×0.17cm（测量键），边界清，形态规则，其内透声好。

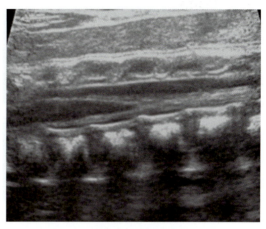

图 32-2　胎儿骶尾部声像图表现

胎儿骶尾部椎管内脊髓圆锥下方同一部位未探及明显无回声结构。

【鉴别诊断】终丝囊肿主要与终室囊肿、骶尾部脊柱裂、骶尾部畸胎瘤、骶椎椎管内脂肪瘤相鉴别。终室囊肿位于脊髓圆锥内，而终丝囊肿位于脊髓圆锥下方；骶尾部脊柱裂时椎弓向后开放呈"V"形或"U"形，局部向后方膨出包块；骶尾部畸胎瘤表现为脊柱腹侧的囊性或囊实性包块，部分可伴有丰富血流信号；骶椎椎管内脂肪瘤表现为骶椎椎管内中高回声，常伴有脊髓圆锥位置下移。

【产科建议】终丝囊肿是一种先天变异，一般不会出现临床症状，大多数可以自发消失，建议定期超声复查囊肿大小变化，注意脊髓圆锥的位置。

病例 33　椎管内脂肪瘤伴脊髓栓系

【病史】女，27 岁，孕 37⁺⁵ 周，行常规产前超声检查，于胎儿脊柱骶尾段椎管内探及中高回声结构，形态规整，边界清晰，脊髓圆锥位置下移。患儿出生后一个月行手术治疗，病理诊断为椎管内脂肪瘤，目前已经 4 岁，无任何临床症状。

【超声表现】见图 33-1。

【超声诊断】胎儿骶尾段椎管内脂肪瘤伴脊髓栓系。

【超声诊断依据】胎儿脊柱骶尾段椎管内中高回声，脊髓圆锥位置下移。

【鉴别诊断】胎儿骶尾段椎管内脂肪瘤需要与终丝囊肿、骶尾部脊柱裂、骶尾部畸胎瘤相鉴别。胎儿骶尾段椎管内脂肪瘤表现为骶椎椎管内中高回声结构，常伴有脊髓圆锥位置下移，椎体椎弓无异常。而终丝囊肿表现为脊髓圆锥下方无回声结构，也可见脊髓圆锥位置下移，椎体椎弓无异常；与骶尾部脊柱裂、骶尾部畸胎瘤的鉴别详见病例 32 终丝囊肿的相关鉴别诊断。

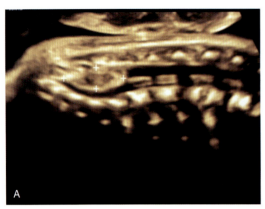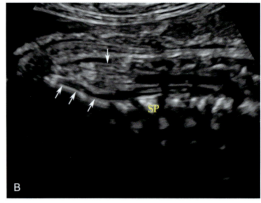

SP. 脊柱。

图 33-1　胎儿脊柱骶尾部超声声像图表现

A. 胎儿脊柱正中矢状面显示于脊柱骶尾段椎管内探及中高回声结构（测量键），形态规整，边界清晰；B. 同一胎儿脊柱二维正中矢状面显示脊髓圆锥（三个向上箭头）位置下移至 S_3 水平，向下箭头所示为中高回声脂肪瘤。

【产科建议】单纯脊髓栓系胎儿预后一般较好，脊髓圆锥位置的高低与妊娠结局之间的关系有待进一步研究。

病例 34　巨细胞病毒感染

【病史】女，31 岁，孕 21 周行胎儿系统性超声检查和 23 周复查颅脑声像图（见图 34-1）。孕早期 TORCH 化验抗风疹病毒 IgG 抗体、抗巨细胞病毒 IgG 抗体、抗单纯疱疹病毒 IgG 抗体-Ⅰ+Ⅱ混合型均阳性，IgM 均阴性。孕 21 周复查 TORCH，抗巨细胞病毒 IgG 和 IgM 抗体阳性，巨细胞病毒 DNA 6.7×10^3 IU/ml，抗细小病毒 B19 IgM、IgG 抗体阴性。随后行羊膜腔穿刺术，羊水中巨细胞病毒 DNA（+）。

【超声表现】见图 34-1。

【超声诊断】胎儿巨细胞病毒感染。

【超声诊断依据】胎儿侧脑室周围高回声晕；TORCH 检查提示抗巨细胞病毒 IgG 和 IgM 抗体阳性。

【产科建议】巨细胞病毒感染的围产结局包括无症状的健康活产儿、死产或出生后严重残疾等，需要结合羊水巨细胞病毒 DNA 定量检测、胎儿超声或 MRI 检查来进一步评估胎儿的预后。当发现胎儿有严重畸形时，建议进行遗传咨询，讨论是否知情同意后终止妊娠；如果暂时未发现畸形，应建议每隔 2~4 周复查超声追踪观察直至分娩。此外，孕期未发现胎儿畸形也不能确保胎儿完全正常，15% 宫内感染胎儿存在远期并发症，需要让孕妇知情，出生后需随访。

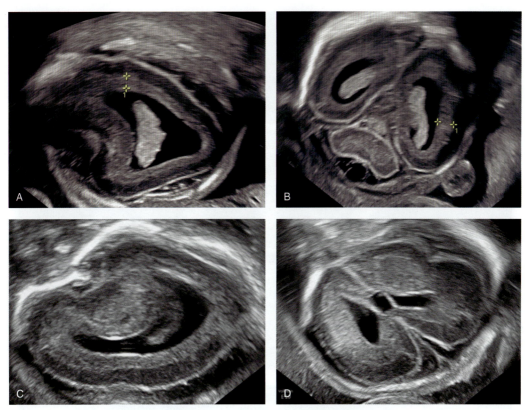

图 34-1　胎儿颅脑超声声像图表现

孕 21 周,胎儿侧脑室周边高回声晕,宽约 0.4cm(图 A、B 测量键);孕 23 周,
胎儿侧脑室周边高回声晕持续存在,且范围较前略有增大(图 C、D)。

病例 35　无脑回 - 巨脑回畸形

【病史】女,29 岁,孕 30^{+6} 周,行常规孕晚期超声检查。

【超声表现】见图 35-1。

【超声诊断】胎儿无脑回 - 巨脑回畸形。

【超声诊断依据】胎儿脑沟、脑回数量明显减少,脑回增宽;大脑外侧裂变浅、扁平,发育落后;胎儿无顶枕沟、矩状沟、中央沟及中央前回。

【鉴别诊断】主要与半侧巨脑畸形相鉴别。半侧巨脑畸形累及一侧大脑半球,受累侧大脑半球明显增大、皮质增厚,大脑外侧裂增宽平直,脑中线可向对侧移位;无脑回 - 巨脑回畸形则累及双侧大脑半球。

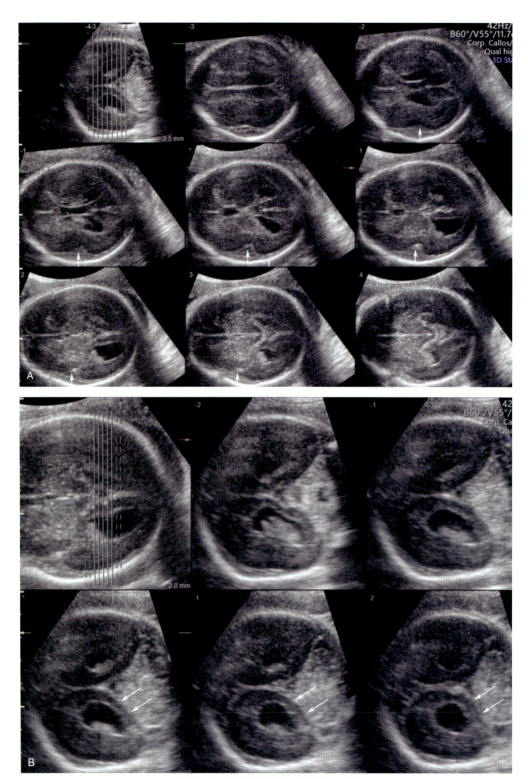

图 35-1　胎儿颅脑超声声像图表现

A. 胎儿双侧大脑半球脑沟、脑回数量明显减少，脑回增宽，皮质增厚，大脑外侧裂明显变浅、变平（箭头），
胎儿顶部无中央沟、中央前回；B. 胎儿枕部皮质表面平直，未显示顶枕沟、矩状沟（箭头）。

【产科建议】无脑回畸形是神经元移行异常的一种类型,会导致癫痫发作以及精神、智力等发育迟缓。目前已知有多种基因与无脑回-巨脑回畸形有关,这些基因遗传可能是由遗传或基因突变引起的。因此建议对胎儿进行系统性超声检查,排除其他结构异常;同时建议行染色体核型分析及染色体微阵列分析。

病例 36　灰质异位

【病史】女,29 岁,孕 30 周,行孕晚期超声检查。

【超声表现】见图 36-1。

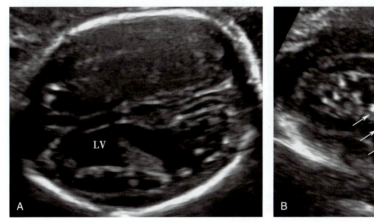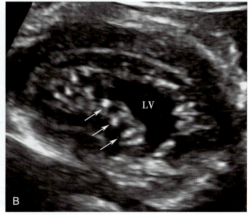

LV. 侧脑室。

图 36-1　胎儿颅脑声像图表现

A. 胎儿侧脑室增宽,脑室边缘欠规则,呈波浪状;B. 脑室周围室管膜下见多发高回声结节(箭头),部分向侧脑室内凸起。

【超声诊断】胎儿侧脑室扩张、脑室周围室管膜下多发高回声结节,不除外灰质异位。

【超声诊断依据】胎儿侧脑室旁单发或多发的高回声结节,可凸入脑室内,脑室壁不光滑、凹凸不平;可伴有侧脑室扩张积水;还可合并其他颅内结构异常,如胼胝体、脑干和小脑发育不良等。

【鉴别诊断】主要与结节性硬化、颅内出血、巨细胞病毒感染等疾病相鉴别。结节性硬化为颅内不规则形高回声,颅脑 MRI 提示病灶非脑灰质信号;颅内出血可引起室管膜增厚、呈结节样改变,但出血灶回声会逐渐减低;巨细胞病毒感染常表现为脑室周围均匀一致的带状高回声。

【产科建议】脑灰质异位是一种少见的神经元移行障碍疾病,由于增殖的神经母细胞在移行过程中不能及时从脑室周围迁移至灰质,则聚集于室管膜与表面灰质之间。灰质异位的主要临床症状为癫痫发作,少数患者可有智力发育迟滞或其他大脑以及躯体畸形。

因此建议对胎儿进行系统性超声检查及胎儿颅脑 MRI 检查以排除其他结构异常；同时建议行染色体核型分析及染色体微阵列分析，并进行遗传咨询，讨论是否知情同意后终止妊娠。

病例 37 胎儿颈后透明层厚度（NT）增厚

【病史】女，33 岁，孕 13^{+1} 周，行孕早期 NT 超声检查。

【超声表现】见图 37-1。

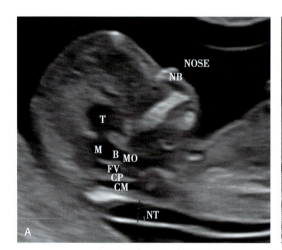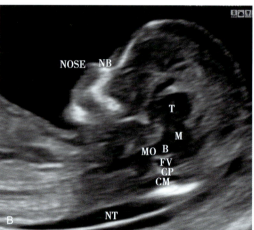

NOSE. 鼻；NB. 鼻骨；T. 丘脑；M. 中脑；B. 脑干；MO. 延髓；FV. 第四脑室；
CP. 脉络丛；CM. 小脑延髓池；NT. 颈后透明层。

图 37-1 孕早期胎儿正中矢状面声像图表现

A. 胎儿正中矢状面显示 NT 增厚，厚约 0.30cm（测量键），丘脑、脑干、第四脑室及小脑延髓池等结构未见明显异常；B. 正常胎儿正中矢状面显示 NT 厚度正常，厚约 0.20cm，丘脑、脑干、第四脑室及小脑延髓池等结构未见明显异常。

【超声诊断】胎儿 NT 增厚。

【超声诊断依据】NT 增厚是提示胎儿染色体异常的软指标之一，目前多采用 NT ≥ 0.3cm 作为异常截断值。本病例中胎儿 NT 约 0.30cm，因此诊断为 NT 增厚。

【鉴别诊断】NT 增厚主要与颈部水囊瘤、颈部淋巴管瘤及枕部或颈部脑膜膨出相鉴别。颈部水囊瘤超声表现为颈部局限性囊性肿块，可延伸至头部、背部，内部有多个分隔；颈部淋巴管瘤多发生于孕中晚期，表现为一侧颈部混合型肿块；枕部或颈部脑膜膨出可观察到颈部囊性肿块，局部颅骨连续性中断。

【产科建议】NT 增厚胎儿染色体异常的风险明显增加，建议行介入性产前诊断（孕 11~13 周行绒毛取材术，孕 16~22 周行羊膜腔穿刺术），行胎儿染色体核型分析及染色体微阵列分析。胎儿 NT 增厚且染色体核型及染色体微阵列分析正常时，胎儿有可能罹患一些罕见的遗传综合征,如努南(Noonan)综合征、史 - 莱 - 奥(Smith-Lemli-Opitz)综合征等,必要时建议行全外显子组测序;建议孕中期行胎儿超声心动图检查,注意孕 20~24 周系统性超声检查结果。

病例 38　颈部水囊瘤

【病史】女,27 岁,孕 12^{+5} 周,行孕早期 NT 超声检查。

【超声表现】见图 38-1。

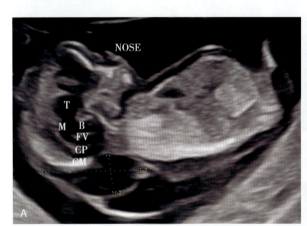
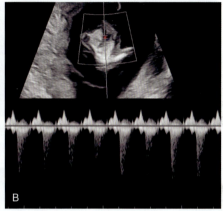

NOSE. 鼻;T. 丘脑;M. 中脑;B. 脑干;FV. 第四脑室;CP. 脉络丛;CM. 小脑延髓池。

图 38-1　孕早期胎儿声像图表现

A. 胎儿正中矢状面显示胎儿全身皮肤增厚,回声减低,最厚位于腹部,厚约 0.4cm,胎儿颈背部另可见局限性无回声,内见分隔,范围约 2.4cm×1.0cm(测量键);B. 四腔心切面频谱多普勒探及三尖瓣反流的血流束,反流速度约 120cm/s。

【超声诊断】胎儿颈部水囊瘤;胎儿全身皮肤水肿;胎儿三尖瓣反流。

【超声诊断依据】胎儿全身皮肤增厚、回声减低;颈背部局限性无回声伴有分隔;三尖瓣探及反流束。

【鉴别诊断】详见病例 37 颈后透明层(NT)增厚的相关鉴别诊断。

【产科建议】颈部水囊瘤、胎儿全身皮肤水肿、三尖瓣反流这几种异常超声表现提示染色体异常及遗传综合征的概率明显增加,胎儿预后不良的可能性大,建议孕 11~13 周行绒毛取材术,行胎儿染色体核型分析及染色体微阵列分析,建议孕中期行胎儿超声心动图检查,注意孕 20~24 周系统性超声检查结果。

病例 39　唇腭裂

【病史】女,31 岁,孕 22 周,行胎儿系统性超声检查。

【超声表现】见图 39-1、图 39-2。

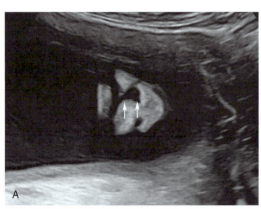
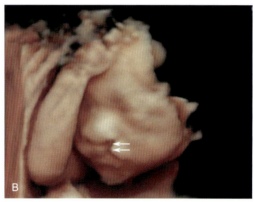

图 39-1　胎儿颜面部超声声像图表现

经上唇二维成像图(图 A)及三维成像图(图 B)显示上唇连续性中断并延续至鼻孔(双箭头)。

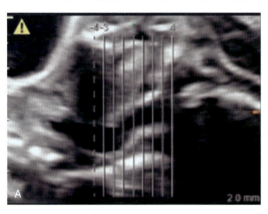
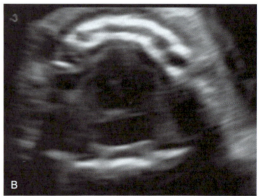
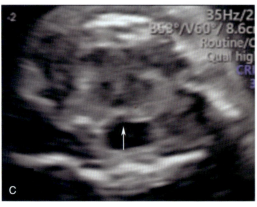
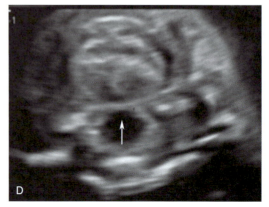

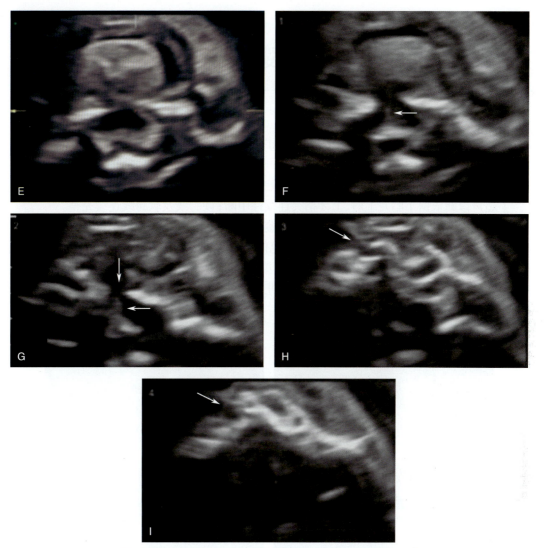

图 39-2　经牙槽突、硬腭和软腭冠状面超声断层图像（TUI）

经牙槽突、硬腭和软腭冠状面超声断层图像（图 A~I）显示胎儿上牙槽突连续性中断（图 H、I 中箭头），断端形成"错位"征象；硬腭线连续中断（图 G 向下箭头），软腭线连续中断（图 C 向上箭头），犁骨下移于口腔内（图 F、G 向左箭头），图 D 向上箭头所示为舌根横切线。

【超声诊断】胎儿唇腭裂。

【超声诊断依据】胎儿左上唇连续中断，牙槽突连续中断，硬腭连续中断，软腭线连续中断，犁骨下移至口腔内。

【鉴别诊断】主要与唇裂、唇裂伴牙槽突裂相鉴别。唇裂仅有上唇连续性中断，上牙槽突及上腭、软腭连续完整；唇裂伴牙槽突裂上唇连续性中断，牙槽突连续中断并出现错位现象，腭连续完整。

【产科建议】很多遗传综合征均可以合并唇腭裂，如 13- 三体综合征、18- 三体综合征、21-三体综合征、迪格奥尔格（DiGeorge）综合征等。建议对胎儿进行系统性超声检查，包括胎儿超声心动图检查，除外其他合并畸形和发育迟缓，并行胎儿染色体核型分析及染色体微阵列分析。

病例 40　唇裂、牙槽突裂

【病史】女,30 岁,孕 22^{+2} 周,行胎儿系统性超声检查。

【超声表现】见图 40-1。

【超声诊断】胎儿唇裂,牙槽突裂。

【超声诊断依据】胎儿上唇、上牙槽突连续性中断;硬腭线及软腭线连续完整。

【鉴别诊断】详见病例 39 唇腭裂的相关鉴别诊断。

【产科建议】唇腭裂合并其他畸形及染色体异常的风险增高,建议对胎儿进行系统性超声检查,包括胎儿超声心动图检查,完善胎儿染色体核型分析及染色体微阵列分析,咨询整形外科医生,了解出生后的矫正手术,告知患儿可能并发的心理问题等。

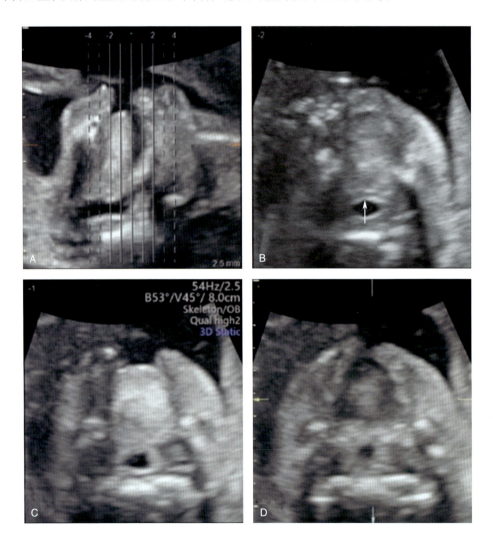

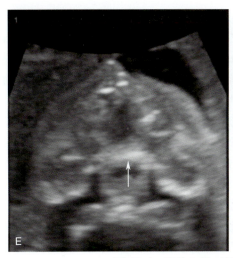
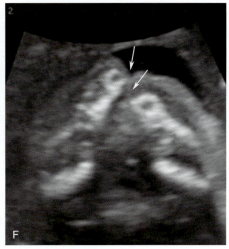

图 40-1　胎儿上唇、上牙槽突及上腭声像图表现

胎儿上唇、上牙槽突及上腭声像图(图 A~F)显示胎儿上唇连续性中断(图 F 向下箭头),上牙槽突连续性中断(图 F 向左下箭头),断端对位不良,形成"错位"征象,牙槽突后方的硬腭线连续完整(图 E 向上箭头),软腭线连续完整(图 B 向上箭头)。

病例 41　永存原始玻璃体增生症

【病史】女,38 岁,孕 35 周,行孕晚期常规超声检查。

【超声表现】见图 41-1。

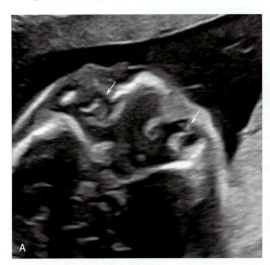
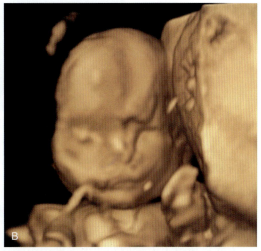

图 41-1　胎儿颜面部声像图表现

A. 胎儿双眼眶横切面显示双侧眼球小,形态欠规则,眼球内见迂曲条状稍高回声(箭头),前方连接晶状体,后方连接视神经盘;B. 颜面超声三维成像显示双侧眼窝内陷。

【超声诊断】胎儿永存原始玻璃体增生症。

【超声诊断依据】胎儿永存原始玻璃体增生症（persistent hyperplasia of primary vitreous，PHPV）又称永存胚胎血管综合征（persistent fetal vasculature syndrome，PFVS），是由于先天性玻璃体发育异常造成的胚胎期原始玻璃体异常退化。本病例主要超声特征是孕晚期胎儿双侧眼球内条状高回声，符合永存原始玻璃体增生症的诊断依据。

【鉴别诊断】主要与正常玻璃体血管遗迹、先天性白内障相鉴别。正常玻璃体血管遗迹表现为眼球内细线状回声，不引起眼球形态及晶状体异常等改变。先天性白内障主要累及晶状体，表现为眼球内晶状体增厚、回声增强，呈环形或不规则形，常伴有同侧眼球体积变小。

【产科建议】永存原始玻璃体增生症可能导致小眼畸形及白内障，视力减退甚至失明，出生后手术效果差，预后不良，双侧永存原始玻璃体增生症预后更差，还有可能合并染色体异常，因此建议进行胎儿染色体微阵列分析和全外显子组测序，密切超声监测，排除其他超声异常。

病例 42　先天性白内障伴小眼畸形

【病史】女，35 岁，孕 37^{+6} 周，行孕晚期常规超声检查。

【超声表现】见图 42-1。

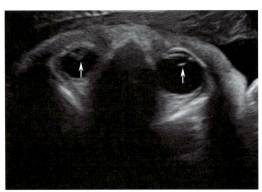

图 42-1　胎儿双眼声像图表现
胎儿左侧眼球明显减小，晶状体回声欠规则，内见中高回声（左向上箭头），
右侧眼球及晶状体未见明显异常（右向上箭头）。

【超声诊断】胎儿左侧先天性白内障伴小眼畸形。

【超声诊断依据】本病例中胎儿左侧眼球明显减小，晶状体内见不规则中高回声，因此考虑为先天性白内障伴小眼畸形。

【产科建议】本病例胎儿先天性白内障伴小眼畸形，出生后单侧视力较差或失明的风险高。建议对胎儿进行详细的超声检查，评估是否合并其他结构畸形，完善胎儿遗传学诊断，除外染色体异常或遗传综合征。

病例 43　鼻泪管囊肿

【病史】女,31 岁,孕 30^{+5} 周,行孕晚期常规超声检查。

【超声表现】见图 43-1。

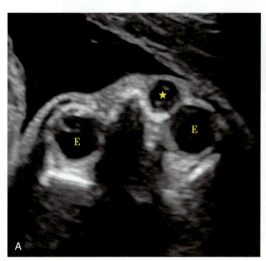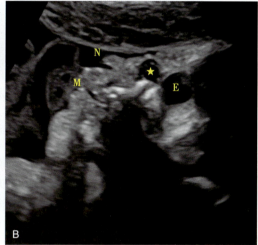

E. 眼;N. 鼻;M. 嘴。

图 43-1　胎儿颜面部声像图表现

胎儿双眼水平横切面(图 A)及颜面矢状面(图 B)显示胎儿左侧眼内眦内下方见一类圆形无回声结构(★),大小约 0.5cm×0.4cm,边界清,形态规则,内透声差,不与眼球相通。

【超声诊断】胎儿左侧鼻泪管囊肿。

【超声诊断依据】胎儿左眼内眦内下方无回声结构,不与眼球相通。

【产科建议】单纯鼻泪管囊肿预后较好,可自行消失或出生后自愈,出生后对鼻泪管囊肿患儿的治疗并不复杂,治愈率高,但合并其他畸形时需要结合伴发畸形进行综合判断,注意超声随访。

病例 44　小耳畸形

【病史】女,39 岁,孕 21 周,行胎儿系统性超声检查。

【超声表现】见图 44-1。

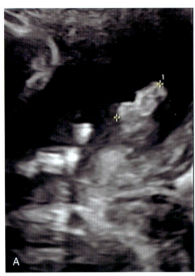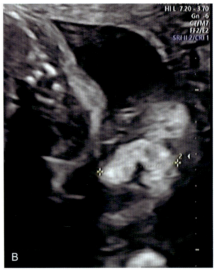

图 44-1 胎儿双耳声像图表现

A. 胎儿左侧耳廓呈长条状中等回声,长约 1.2cm(测量键),未见正常外耳道结构回声;
B. 胎儿右耳轮廓清晰,形态正常,长约 1.8cm(测量键)。

【超声诊断】胎儿左耳异常,小耳畸形可能。

【超声诊断依据】胎儿左侧耳廓小,形态失常,未见明显外耳道结构回声。

【产科建议】胎儿小耳畸形发病原因目前尚不清楚,可以单独发生,也可以是综合征的部分表现,建议对胎儿进行系统性超声检查,完善胎儿染色体核型分析等遗传学诊断,排除其他合并畸形。若为单纯小耳畸形,可出生后于儿科就诊,进行手术治疗。

病例 45 先天性肺气道畸形(大囊型)

【病史】女,30 岁,孕 23^{+3} 周,行胎儿系统性超声检查。

【超声表现】见图 45-1。

【超声诊断】先天性肺气道畸形(大囊型)。

【超声诊断依据】先天性肺气道畸形(congenital pulmonary airway malformation,CPAM)属于先天性肺畸形(congenital lung malformations,CLMs)的一种类型,是一种先天性肺错构瘤样病变,滋养血管来自肺动脉。根据产前超声特征可将 CPAM 分为大囊型(病灶内有 1 个以上囊肿,直径>0.5cm)和微囊型(病灶整体表现为实性包块)。本病例中胎儿左侧胸腔囊实性肿块,其血供来自肺动脉,其内囊性回声最大直径 0.7cm,符合 CPAM 大囊型。

【鉴别诊断】主要与先天性膈疝、肺隔离症、支气管囊肿及支气管闭锁相鉴别。左侧膈疝可见胃泡、肠管等腹腔脏器进入胸腔,动态观察可见包块移动;肝左叶疝入胸腔时,可探及肝左叶血管及肝内胆管等。肺隔离症多表现为边界清楚的高回声包块,包块滋养血管多数来自胸主动脉或腹主动脉。支气管囊肿位于胸腔纵隔内,超声表现为单发无回声结构。支气管闭锁表现为沿肺段或肺叶分布的稍强回声,其中央见一较大无回声,周边有多个无回声与其相连,呈"树枝"样表现,可见肺动脉分支血流信号。

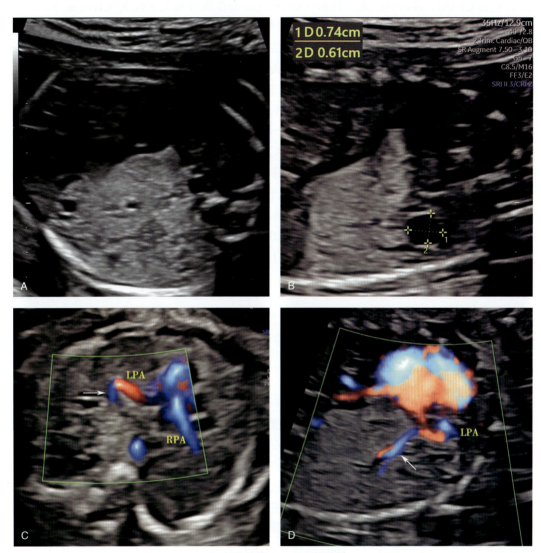

LPA. 左肺动脉;RPA. 右肺动脉。

图 45-1　胎儿胸腔声像图表现

胸腔横切面(图 A)及矢状面(图 B)显示胎儿左侧胸腔一囊实性包块,范围 4.5cm×3.6cm×3.0cm,边界清楚,其内见散在无回声,较大者 0.7cm×0.6cm(测量键);彩色多普勒(图 C、D)显示包块的供血动脉来源于左肺动脉分支(箭头)。先天性肺气道畸形容积比(CVR)为 0.92。

【产科建议】绝大多数产前诊断的 CPAM 预后良好,少数出现胎儿水肿时提示预后不良。CPAM 容积比(CVR)是评估预后的重要指标,计算公式为(病灶长 × 宽 × 高 ×0.523)/头围。CVR 越大提示病灶相对体积越大,胸腔占位效应越明显。CVR>1.6 时,出现胎儿水肿的风险增加。少数胎儿出生时由于病灶压迫心肺、纵隔偏移而产生严重呼吸、循环障碍,这类患儿需要出生后行急诊手术处理；大多数无症状的新生儿可咨询小儿外科专家后进行择期手术。

【相关知识】CLMs 是指一系列涉及肺实质、气管支气管树和肺血管的一种或多种发育障碍，包括 CPAM、肺隔离症、先天性肺气肿、支气管源性囊肿和先天性支气管闭锁等。

CPAM 属于 CLMs，是一种先天性肺错构瘤样病变，其主要特征为终末细支气管过度增生与扩张，影像学上表现为单房或多房囊性结构。既往研究中将这一类型的疾病命名为先天性囊性腺瘤样畸形（congenital cystic adenomatoid malformation，CCAM），但在临床应用过程中，逐渐发现部分类型 CCAM 无法被准确归类。随着研究的不断深入，有学者根据病变部位、临床特点等特征将其重新命名为 CPAM。

根据组织病理特征可将 CPAM 分为 5 个类型：0 型发生率为 1%~3%，为先天性肺泡发育不良，病变呈实性外观，预后差；1 型发生率为 50%~70%，常为单肺叶支气管受累，由 1 个以上囊肿组成，囊肿直径在 2~10cm，预后良好；2 型发生率为 10%~30%，累及支气管或细支气管，由多个小囊组成，囊肿直径在 0.5~2cm，预后良好；3 型发生率约 5%~15%，累及细支气管，主要由蜂窝状微囊组成，囊肿直径<0.5cm，预后良好；4 型发生率尚不清楚，累及肺周边远侧肺泡，表现为单个较大囊肿，囊肿直径>10cm，可伴有分隔，预后良好。根据产前超声特征可将 CPAM 分为大囊型（病灶内有 1 个以上囊肿，直径>0.5cm）和微囊型（病灶整体表现为实性包块）。

病例 46 肺隔离症

【病史】女，28 岁，孕 23^{+2} 周，行胎儿系统性超声检查。

【超声表现】见图 46-1。

【超声诊断】胎儿左侧膈下实性包块，肺隔离症可能。

【超声诊断依据】胎儿左侧膈下实性包块，由降主动脉供血。

【鉴别诊断】位于左侧膈下的肺隔离症主要与肾上腺出血、多囊性肾发育不良相鉴别。肾上腺出血早期可表现为高回声团，彩色多普勒未探及血流信号，而 80% 左右的肺隔离症可探及来源于降主动脉的血供。多囊性肾发育不良表现为肾脏内多个大小不等无回声，而肺隔离症肾脏结构无异常。

【产科建议】肺隔离症若不合并胎儿水肿、胸腔积液、羊水过多等情况，一般预后良好，50%~70% 病灶可随孕周增加而缩小或消失，且出生后手术效果好，因此建议定期超声检查，监测肿块大小变化、胎儿水肿、胸腔积液、羊水、纵隔移位等情况，对胎儿进行详细的超声检查，评估是否合并其他结构畸形及行胎儿超声心动图检查。

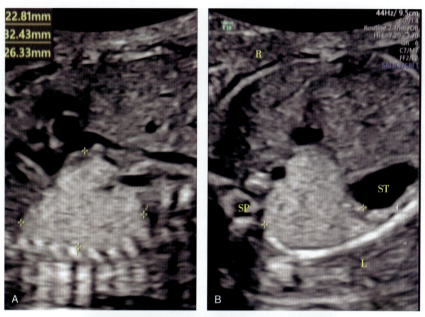

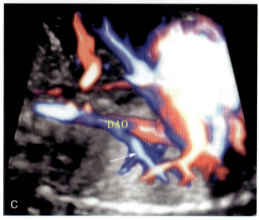

L. 左;R. 右;ST. 胃泡;SP. 脊柱;DAO. 降主动脉。

图 46-1　胎儿上腹部声像图表现

经上腹部矢状面(图 A)及横切面(图 B)显示胎儿左侧膈下胃泡后方中高回声包块，范围约 3.2cm×2.2cm×2.6cm(测量键)，边界清楚，左侧膈肌上抬；彩色多普勒显示包块供血动脉来自降主动脉分支(图 C，箭头)。

病例 47　支气管源性囊肿

【病史】女,29 岁,孕 16^{+1} 周,行常规产前超声检查。

【超声表现】见图 47-1。

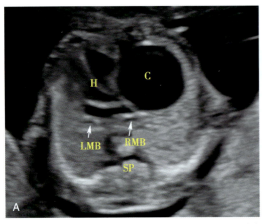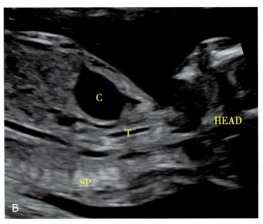

C. 囊肿；RMB. 右主支气管；LMB. 左主支气管；SP. 脊柱；H. 心脏；T. 气管；HEAD. 胎头。

图 47-1　胎儿胸腔声像图表现

A. 经左右主支气管横切面显示右胸腔探及单一无回声区，透声好，位于中纵隔，心脏受压左移，后方紧邻右主支气管，未见明显互通；B. 经气管正中矢状面显示无回声区位于气管前方。

【超声诊断】胎儿支气管源性囊肿。

【超声诊断依据】胎儿胸腔中纵隔内孤立性的单一囊肿，病变沿气管支气管树分布，不与气管支气管相通。

【鉴别诊断】本病需要与先天性肺气道畸形、食管重复囊肿和神经肠源性囊肿相鉴别。支气管源性囊肿是单房性，可在纵隔或肺实质内发生，以纵隔内最常见，大多数位于中或后纵隔，毗邻主支气管，一般在气管周围、气管隆嵴或肺门部。先天性肺气道畸形（肺隔离症或肺囊腺瘤）通常为多房，超声表现为肺内多房囊性无回声或中高回声包块；肺隔离症常见于膈下。食管重复囊肿呈圆形或管状，常位于后纵隔，可延伸至膈下。神经肠源性囊肿与脊柱异常（半椎体、蝴蝶椎、椎体缺失等）相关，如胸段脑膜膨出囊肿与椎管相通，常有双叶状外观。

【产科建议】染色体异常和非染色体综合征的风险极低，因此，只有在特殊情况下才推荐核型分析。当囊肿巨大导致纵隔移位，可尝试宫内引流，但液体可能会重新积聚。支气管源性囊肿往往在出生后不断生长，因此建议在 2 岁前手术切除，以防止复发性呼吸道感染，产前诊断出大囊肿需要在分娩后紧急切除。

病例 48　左侧膈疝

【病史】女，27 岁，孕 25^{+5} 周，因建档医院超声提示"胎儿心脏位置异常"就诊。

【超声表现】见图 48-1。

【超声诊断】胎儿左侧膈疝，右移心。

【超声诊断依据】胎儿左侧膈肌连续性中断；部分肝左叶及胃泡疝入左侧胸腔；心脏受压向右移位。

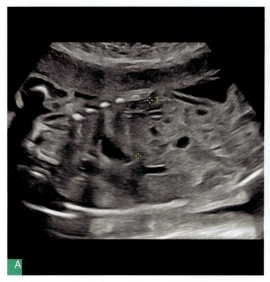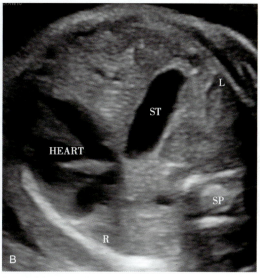

L. 左;R. 右;HEART. 心脏;ST. 胃泡;SP. 脊柱。

图 48-1　胎儿胸腔声像图表现

A. 胎儿左侧胸腔矢状面显示左侧膈肌连续性中断,宽 2.3cm(测量键),部分肝左叶及胃泡疝入左侧胸腔,范围约 5.8cm×4.0cm×2.3cm;B. 胎儿胸腔横切面显示左侧胸腔探及部分肝脏及胃泡,心脏受压向右移位。

【鉴别诊断】主要与肺隔离症、先天性肺气道畸形相鉴别。肺隔离症超声表现为胸腔内高回声包块,血供来源于降主动脉;先天性肺气道畸形为胸腔内囊实性包块,二者胎儿膈肌连续性完整。

【产科建议】先天性膈疝常合并其他部位畸形,部分与染色体异常等遗传综合征相关,如 18- 三体综合征等,因此建议进行胎儿系统性超声检查、胎儿超声心动图、遗传学分析如胎儿染色体核型分析、染色体微阵列分析及基因分析,定期监测胎儿发育情况,特别注意胸腔疝入组织的变化、纵隔移位情况、肺头比、胎儿水肿、羊水深度等情况,建议向小儿外科咨询手术相关事宜。

病例 49　单侧胸腔积液

【病史】女,38 岁,孕 33^{+2} 周,行孕晚期常规超声检查。既往检查无异常。

【超声表现】见图 49-1。

【超声诊断】胎儿右侧胸腔积液。

【超声诊断依据】胎儿右侧胸腔内液性无回声区,右肺及心脏略受压。

【产科建议】胸腔积液可能是原发性或继发性,须进行病因排查,应对胎儿进行详细的超声检查,除外其他结构畸形,若不合并其他畸形,9%~22% 原发性胎儿胸腔积液可自然消失。胸腔积液提示染色体异常的风险增高,建议完善胎儿染色体检查。大量胸腔积液可造成胎儿肺发育不良、纵隔移位、胎儿水肿、羊水过多等并发症,可行胎儿胸腔穿刺术,抽取

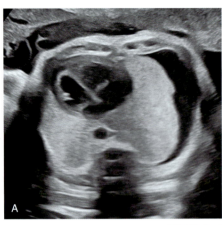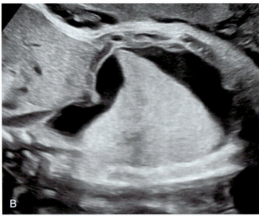

图 49-1　胎儿胸腔声像图表现

胎儿胸部横切面(图 A)及矢状面(图 B)显示右侧胸腔内液性无回声区,最深约 0.8cm,其内透声好,右肺轻度受压,心脏略向左侧移位。

胸腔积液,减压并进行相应的胸腔积液实验室检查;定期随访,关注胸腔积液变化、肺发育情况、胎儿水肿、纵隔移位等情况。

病例 50　双侧胸腔积液

【病史】女,35 岁,孕 23^{+5} 周,行胎儿系统性超声检查。

【超声表现】见图 50-1。

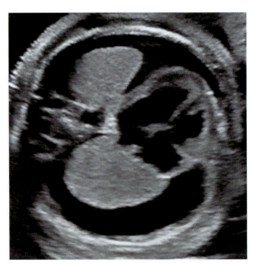

图 50-1　胎儿胸腔声像图表现

胎儿胸部横切面显示胎儿双侧胸腔内液性无回声区,右侧最深约 2.4cm,左侧最深约 2.0cm,双肺受压体积变小,回声增强,双肺及心脏周围被液性暗区包绕。

【超声诊断】胎儿双侧胸腔积液。

【超声诊断依据】胎儿双侧胸腔内液性无回声区，双肺受压体积变小。

【产科建议】详见病例 49 单侧胸腔积液。

病例 51　膜周部室间隔缺损

【病史】女，40 岁，孕 24^{+3} 周，行常规产前胎儿超声心动图检查。

【超声表现】见图 51-1。

【超声诊断】胎儿膜周部室间隔缺损。

【超声诊断依据】四腔心切面显示室间隔连续完整，左室流出道切面显示主动脉瓣下室间隔连续中断，大动脉短轴切面显示缺损紧邻三尖瓣隔瓣并向室上嵴延伸，符合膜周部室间隔缺损（膜周流出道室间隔缺损）超声特征。

【鉴别诊断】主要与其他类型的室间隔缺损、轻度法洛四联症、膜周部室间隔回声失落伪像相鉴别。参考室间隔右室面解剖分区（图 51-2）和各型室间隔缺损显示切面及部位示意图（图 51-3），有助于不同类型室间隔缺损的产前诊断与鉴别诊断。当膜周部室间隔缺损较大、右向左分流明显时，可以出现容量型肺动脉狭窄，超声表现为室间隔缺损、主动脉增宽，类似于法洛四联症，但无漏斗部狭窄，可除外法洛四联症。膜周部室间隔回声失落伪像可通过调整探头角度及彩色多普勒血流显示协助鉴别。

【产科建议】较小的膜周部室间隔缺损预后较好，部分可在出生前或出生后两年内自然闭合，建议孕晚期超声随访明确室间隔缺损是否存在，但要注意排除其他心内、心外异常，排除染色体异常，手术修补效果好。

【相关知识】室间隔包括膜部室间隔和肌部室间隔，膜部室间隔在左心室面位于主动脉瓣下，右心室面毗邻三尖瓣隔瓣。肌部室间隔包括流入道间隔、小梁部间隔和流出道间隔，分别位于膜部下方、前方及前上方（图 51-2）。*Feigenbaum's Echocardiography* 将室间隔缺损分为膜周部室间隔缺损、流入道室间隔缺损、小梁部室间隔缺损和流出道室间隔缺损（包括嵴下型、嵴上型或干下型）。

室间隔缺损很少局限于膜部，多累及三个肌性区域之一，因此分型中称为"膜周部"而不是"膜部"室间隔缺损。根据累及的部位不同，膜周部室间隔缺损又可分为膜周流入道室间隔缺损、膜周流出道室间隔缺损和膜周小梁部室间隔缺损 3 个亚型，当同时累及以上 2 个肌部室间隔时为膜周融合型室间隔缺损。

虽然流入道室间隔缺损、小梁部室间隔缺损和流出道室间隔缺损均为肌部室间隔缺损，因小梁部间隔的面积最大，缺损的边缘也均是肌性组织，小梁部间隔缺损被独立称为肌部室间隔缺损。

流入道室间隔缺损位于三尖瓣隔瓣下，三尖瓣和二尖瓣的附着点正常，当三尖瓣和二尖瓣附着点在同一水平时，提示存在流入道室间隔缺损型房室间隔缺损。

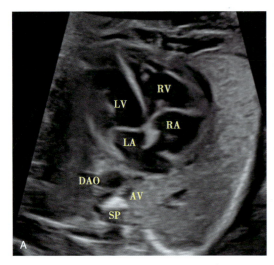

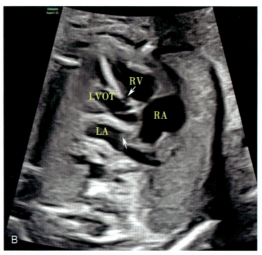

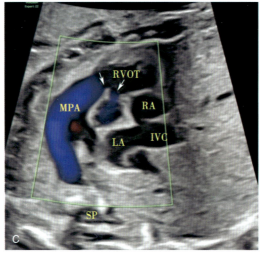

LV. 左心室；RV. 右心室；LA. 左心房；RA. 右心房；DAO. 降主动脉；AV. 奇静脉；SP. 脊柱；
LVOT. 左室流出道；RVOT. 右室流出道；IVC. 下腔静脉；MPA. 主肺动脉。

图 51-1　胎儿心脏声像图表现

A. 胎儿四腔心切面显示室间隔连续完整；B. 左室流出道切面显示主动脉瓣下室间隔连续性中断（向下箭头所示为室间隔连续性中断处，向上箭头所示为主动脉后壁与二尖瓣前瓣呈纤维性连续）；C. 大动脉短轴切面显示中断紧邻三尖瓣隔瓣并向室上嵴延伸（右侧箭头所示为室间隔连续性中断处，左侧箭头所示的小突起为室上嵴）。

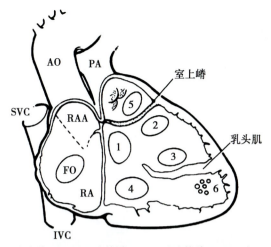

AO. 主动脉；PA. 肺动脉；SVC. 上腔静脉；IVC. 下腔静脉；RAA. 右心耳；FO. 卵圆窝；
RA. 右心房；1. 膜周；2. 嵴下；3. 小梁部；4. 流入道；5. 嵴上室间隔；6. 心尖部。

图 51-2　室间隔右室面解剖分区示意图

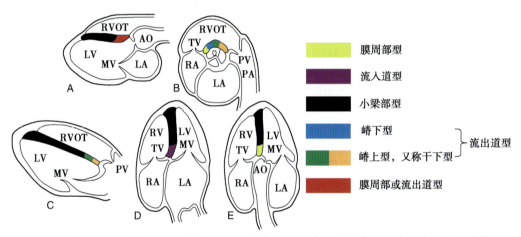

LA. 左心房；LV. 左心室；AO. 主动脉；MV. 二尖瓣；RVOT. 右室流出道；RA. 右心房；TV. 三尖瓣；
PA. 肺动脉；PV. 肺动脉瓣；RV. 右心室。

图 51-3　各型室间隔缺损显示切面及部位示意图

A. 胸骨旁左室长轴切面；B. 心底短轴切面；C. 右室流出道长轴切面；D. 心尖四腔心切面；
E. 心尖五腔心切面。

　　流出道间隔位于小梁间隔和大动脉之间，横跨室上嵴，分为嵴下型和嵴上型，嵴上型又称干下型，后者位于室上嵴和肺动脉瓣之间（图 51-3 中的绿色和橙色部分总和）。以往室间隔分型中的嵴上型和干下型分别指不同部位的室间隔缺损，嵴上型是指室上嵴及嵴上方的漏斗部间隔缺损（图 51-3 中的绿色部分），缺损不累及肺动脉瓣下室间隔；干下型室间隔缺损是指紧邻肺动脉瓣下的漏斗部间隔缺损（图 51-3 中的橙色部分），但在实际工作中二者很难被区分，因此 *Feigenbaum's Echocardiography* 将二者统称为嵴上型或干下型，不进行区分。

病例 52　肌部室间隔缺损

【病史】女,26 岁,孕 23^{+5} 周,行常规产前胎儿超声心动图检查。

【超声表现】见图 52-1。

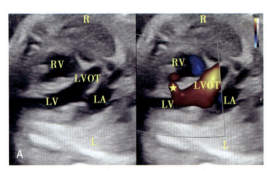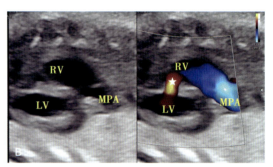

L. 左;R. 右;LV. 左心室;RV. 右心室;LA. 左心房;LVOT. 左室流出道;MPA. 主肺动脉。

图 52-1　胎儿心脏声像图表现

二维与彩色多普勒同步显示胎儿左室流出道切面(图 A)和右室流出道切面(图 B),二维超声室间隔回声未见明显中断,彩色多普勒探及经过小梁部室间隔的左向右过隔血流信号,宽约 0.2cm(★)。

【超声诊断】胎儿肌部室间隔缺损。

【超声诊断依据】彩色多普勒于多切面显示过隔血流信号。

【鉴别诊断】主要与其他类型的室间隔缺损及室间隔回声失落伪像相鉴别,详见病例 51 膜周部室间隔缺损鉴别诊断相关内容。

【产科建议】大多数单纯的肌部室间隔缺损可在出生前或出生后两年内自然闭合,预后较好,建议定期超声随访。室间隔缺损可合并其他心内、心外异常及染色体异常,最常见的染色体异常为 21- 三体综合征、18- 三体综合征、13- 三体综合征、22q11.2 缺失综合征等,建议行胎儿系统性超声检查,排除其他影像学异常及胎儿发育迟缓的可能,建议行染色体核型分析及染色体微阵列分析,定期超声检查随访。

病例 53　流出道室间隔缺损

【病史】女,23 岁,孕 25^{+2} 周,行常规产前胎儿超声心动图检查。

【超声表现】见图 53-1。

【超声诊断】胎儿流出道室间隔缺损(干下型)。

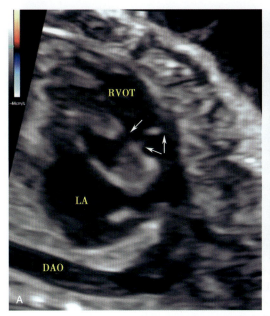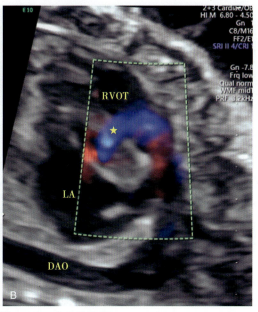

LA. 左心房；DAO. 降主动脉；RVOT. 右室流出道。

图 53-1　胎儿心脏声像图表现

胎儿右室流出道切面的二维（图 A）和彩色多普勒图像（图 B）显示，肺动脉瓣下室间隔连续性中断（箭头），瓣下室间隔水平右向左分流的血流信号（★）。

【超声诊断依据】胎儿肺动脉瓣下室间隔连续性中断及过中断处的血流信号。

【鉴别诊断】主要与其他类型的室间隔缺损相鉴别。参考各型室间隔缺损显示切面及部位示意图（图 51-3），有助于不同类型室间隔缺损的产前诊断与鉴别诊断。

【产科建议】干下型室间隔缺损出生后难以自愈，手术修补效果好。常合并肺动脉高压和主动脉瓣脱垂，建议尽早手术治疗。建议定期超声随访，但要注意排除其他心内、心外异常，排除染色体异常。

病例 54　流入道室间隔缺损

【病史】女，25 岁，孕 24^{+2} 周，行常规产前胎儿超声心动图检查。

【超声表现】见图 54-1。

【超声诊断】胎儿流入道室间隔缺损。

【超声诊断依据】四腔心切面三尖瓣下室间隔连续性中断。

【鉴别诊断】主要与流入道室间隔缺损型房室间隔缺损及其他类型室间隔缺损相鉴别。室间隔缺损型房室间隔缺损和流入道室间隔缺损的共同表现为四腔心切面可见三尖瓣下室间隔缺损，但前者三尖瓣、二尖瓣附着点在同一水平，后者三尖瓣和二尖瓣附着位置正常，三尖瓣略低于二尖瓣。与其他类型室间隔缺损的鉴别诊断参考各型室间隔缺损显示切面及

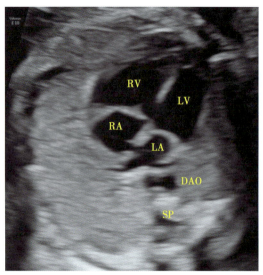

LV. 左心室；RV. 右心室；RA. 右心房；LA. 左心房；DAO. 降主动脉；SP. 脊柱。

图 54-1　胎儿心脏声像图表现

四腔心切面，可见紧邻三尖瓣的室间隔连续中断，二尖瓣、三尖瓣附着点正常。

部位示意图（图 51-3）。

　　【产科建议】流入道室间隔缺损往往较大，自愈率低，出生后建议尽早手术。产前应注意排除其他心内、心外异常，排除染色体异常。

病例 55　完全型房室间隔缺损

　　【病史】女，26 岁，孕 22^{+4} 周，行胎儿系统性超声检查。

　　【超声表现】见图 55-1。

　　【超声诊断】胎儿完全型房室间隔缺损。

　　【超声诊断依据】本病例心脏中央"十"字交叉结构消失，室间隔上段、房间隔下段连续性中断，仅见一组房室瓣，符合完全型房室间隔缺损超声特征。

　　【鉴别诊断】完全型房室间隔缺损主要与其他类型的房室间隔缺损和单心室相鉴别。完全型房室间隔缺损超声特征明显，产前容易诊断。中间型房室间隔缺损的室间隔缺损较小，产前容易漏诊，可注意观察三尖瓣隔瓣和二尖瓣前瓣的附着点，当二者在同一水平时，应仔细观察瓣下室间隔的完整性，以提高中间型房室间隔缺损的产前诊断率。流入道型房室间隔缺损应与流入道型室间隔缺损相鉴别，前者二尖瓣前瓣和三尖瓣隔瓣附着点在同一水平，后者三尖瓣隔瓣附着点略低于二尖瓣前瓣。与单心室鉴别详见病例 59 单心室鉴别诊断的相关内容。

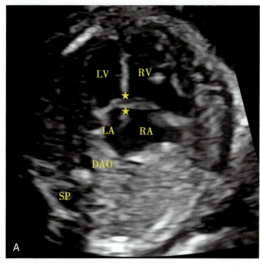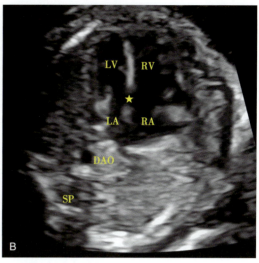

LV. 左心室；RV. 右心室；LA. 左心房；RA. 右心房；DAO. 降主动脉；SP. 脊柱。

图 55-1 胎儿心脏声像图表现

胎儿四腔心切面(图 A、B)显示心脏中央"十"字交叉结构消失,室间隔上段、房间隔下段可见缺损,
共宽约 0.6cm(★),仅见一组房室瓣。

【产科建议】房室间隔缺损常合并心内、心外畸形及染色体异常,因此建议对胎儿进行详细的超声检查,完善胎儿染色体核型分析及染色体微阵列分析,定期监测胎儿心功能情况,出生后须行手术治疗,完全型房室间隔缺损术后 10 年存活率在 80%~90%,建议详细咨询心外科医生心脏手术相关事宜。

【相关知识】房室间隔缺损包括完全型、中间型和部分型。完全型表现为心脏中央"十"字交叉结构消失,仅见一组房室瓣;中间型于心脏中央可见两组房室瓣,房室瓣附着点在同一水平,瓣上可见原发性房间隔缺损,瓣下可见小的膜周型室间隔缺损;部分型于心脏中央可见两组房室瓣附着在同一水平,瓣上原发性房间隔缺损,瓣下室间隔连续完整。部分型房室间隔缺损还包括房室通道型和流入道室间隔缺损型两种特殊类型,前者的房室间隔缺损位于二尖瓣和三尖瓣之间,可见血流于左心室进入右心房;流入道室间隔缺损型房室间隔缺损二尖瓣和三尖瓣附着点在同一水平,瓣上原发房间隔连续完整,瓣下室间隔连续中断。房室间隔缺损胎儿患染色体异常的风险增大。

病例 56　中间型房室间隔缺损

【病史】女,28 岁,孕 21^{+2} 周,行常规产前胎儿超声心动图检查。

【超声表现】见图 56-1。

【超声诊断】胎儿中间型房室间隔缺损。

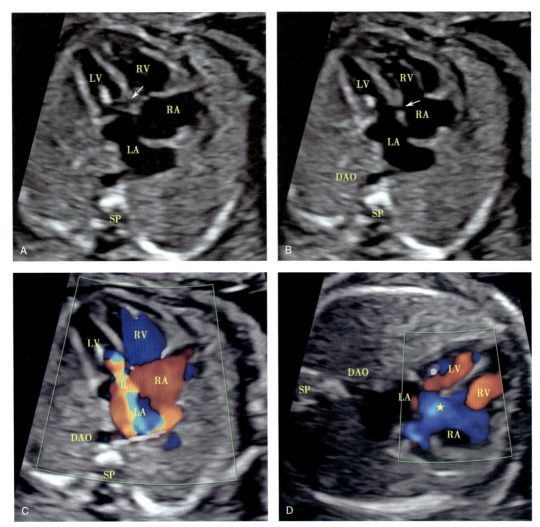

LV. 左心室；RV. 右心室；LA. 左心房；RA. 右心房；SP. 脊柱；DAO. 降主动脉；R. 反流束。

图 56-1　胎儿心脏声像图表现

A. 胎儿四腔心切面显示心脏中央"十"字交叉结构不完整，收缩期室间隔下段可见缺损（箭头）；B. 胎儿四腔心切面舒张期房间隔上段可见缺损（箭头），二尖瓣、三尖瓣形态尚可，启闭运动无异常；C. 彩色多普勒探及二尖瓣收缩期反流束；D. 彩色多普勒探及过房间隔下段左向右分流信号（★）。

【超声诊断依据】胎儿心脏室间隔上段、房间隔下段连续性中断，二尖瓣、三尖瓣附着点在同一水平。

【鉴别诊断】主要与部分型房室间隔缺损相鉴别。二者的共同超声特征是房间隔连续的中断，房室瓣附着点在同一水平，不同点是后者房室瓣下无室间隔缺损。但中间型房室间隔缺损的室间隔缺损较小，容易漏诊。

【产科建议】详见病例 55 完全型房室间隔缺损。

病例 57　部分型房室间隔缺损

【病史】女,33 岁,孕 23^{+2} 周,行常规产前胎儿超声心动图检查。

【超声表现】见图 57-1。

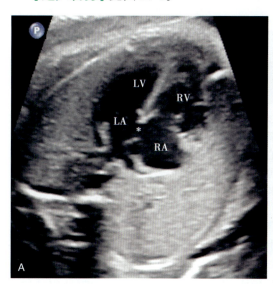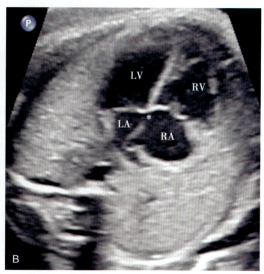

LV. 左心室;RV. 右心室;LA. 左心房;RA. 右心房。

图 57-1　胎儿心脏声像图表现

舒张期(图 A)和收缩期(图 B)四腔心切面,可见原发房间隔连续性中断(*),
二尖瓣、三尖瓣附着点在同一水平。

【超声诊断】胎儿部分型房室间隔缺损。

【超声诊断依据】胎儿心脏房间隔下段连续性中断,二尖瓣、三尖瓣附着点在同一水平。

【鉴别诊断】主要与中间型房室间隔缺损(详见病例 56)、冠状静脉窦扩张相鉴别。冠状静脉窦扩张时,冠状静脉窦增大,四腔心切面表现类同于原发房间隔缺失,但仔细观察可见冠状静脉窦扩张,常合并永存左上腔。

【产科建议】详见病例 55 完全型房室间隔缺损。

病例 58　流入道室间隔缺损型房室间隔缺损

【病史】女,22 岁,孕 24 周,行常规产前胎儿超声心动图检查。

【超声表现】见图 58-1。

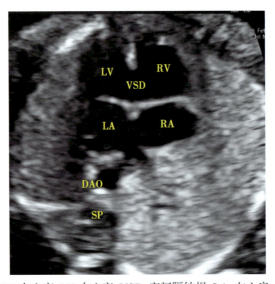

LV. 左心室；RV. 右心室；VSD. 室间隔缺损；LA. 左心房；
RA. 右心房；DAO. 降主动脉；SP. 脊柱。

图 58-1　胎儿心脏声像图表现

胎儿心脏四腔心切面显示室间隔上段连续性中断，二尖瓣、
三尖瓣附着点在同一水平，房间隔连续完整。

【超声诊断】胎儿流入道室间隔缺损型房室间隔缺损。

【超声诊断依据】四腔心切面室间隔缺损位于房室瓣下，二尖瓣、三尖瓣附着点在同一水平。

【鉴别诊断】主要与流入道室间隔缺损相鉴别，详见病例 54 流入道室间隔缺损的相关鉴别诊断。

【产科建议】孤立性流入道室间隔缺损型房室间隔缺损预后较好，缺损较小时可自然闭合，手术修补效果好。流入道室间隔缺损型房室间隔缺损合并染色体异常和其他畸形的风险较高，因此建议对胎儿进行系统性超声检查，完善胎儿染色体核型分析及染色体微阵列分析。

病例 59　单心室 A 型

【病史】女，28 岁，孕 22^{+5} 周，行胎儿系统性超声检查。

【超声表现】见图 59-1。

【超声诊断】胎儿单心室畸形（A 型），心室左袢，大动脉转位。

【超声诊断依据】本病例仅见一主心腔和一残腔，主心腔位于右侧，内面光滑，为左心室，右心室为残腔，符合单心室 A 型超声特征。

【鉴别诊断】A 型单心室应与右心发育不良相鉴别，后者可见细窄的右房室腔，三尖瓣重度狭窄或闭锁，右心室窦部及流出部可见，前者右心腔仅为流出腔，无窦部。B 型

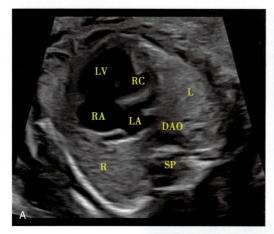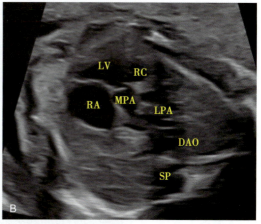

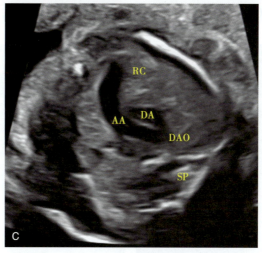

R. 右;L. 左;LA. 左心房;LV. 解剖左心室;RA. 右心房;RC. 残腔;DAO. 降主动脉;
SP. 脊柱;MPA. 肺动脉;LPA. 左肺动脉;AA. 主动脉弓;DA. 动脉导管。

图 59-1 胎儿心脏声像图表现

四腔心切面可见心尖指向左前方,心房正位,仅见一主心腔和一残腔,主心腔位于右侧,内面光滑,为左心室(图 A);肺动脉起自右侧主心腔(图 B),主动脉起自残腔(图 C),二者呈平行走行,主动脉位于肺动脉右前方。

单心室应与左心发育不良综合征相鉴别,后者可见细窄的左房室腔,二尖瓣重度狭窄或闭锁,左心室窦部及流出部可见,前者左心腔仅为流出腔,无窦部。C 型和 D 型单心室应与室间隔缺损较大的完全型房室间隔缺损、大型室间隔缺损相鉴别,二者残余室间隔明显可辨,而单心室无室间隔或无明显可辨的室间隔。

【产科建议】单心室是产前要求明确诊断的九大畸形之一,是一组少见的复杂发绀型先天性心脏病,多数合并心房、心室和大动脉的连接排列关系异常及其他畸形,死亡率高,手术效果差,预后差。

【相关知识】单心室(single ventricle)是指一个心室腔完全接受来自三尖瓣和二尖瓣或共同房室瓣的血流;或者整个房室连接仅与一个心室腔相连。Van Praagh 等人根据心室主体的形态学将其分为四型:A 型,单纯左室发育,无右室窦部,仅见流出腔;B 型,单纯右室发育,无左室窦部,仅见流出腔;C 型,室间隔未发育或仅有残余室间隔组织,又称双室型;D 型,左、右室窦部及室间隔均未发育,又称不定型类型,不具有右心室或左心室的特征(无右室和左室窦部)。Anderson 则将单心室分为 3 型:左心室型、右心室型和不确定型。

病例 60　单心室 D 型

【病史】女,30 岁,孕 23^{+2} 周,行胎儿系统性超声检查。

【超声表现】见图 60-1。

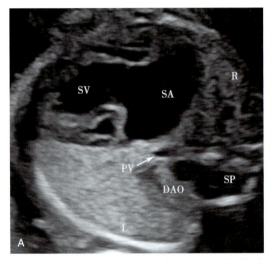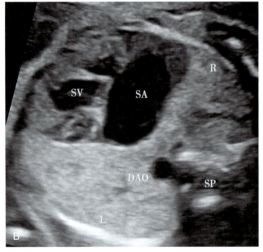

SA. 单心房;SV. 单心室;PV. 共同静脉;DAO. 降主动脉;SP. 脊柱;L. 左;R. 右。

图 60-1　胎儿心脏声像图表现

胎儿舒张期(图 A)和收缩期(图 B)四腔心切面,仅显示一个心室腔,一组房室瓣,共同心房通过一组房室瓣与单一心室腔相通,单一心室无残腔及残余室间隔回声。

【超声诊断】胎儿单心室畸形(D 型)。

【超声诊断依据】本病例仅见单一心室腔、一组房室瓣,共同心房通过一组房室瓣与单一心室腔相通,单一心室无右心室或左心室超声特征,无残腔及残余室间隔回声,符合 D 型单心室畸形。

【鉴别诊断】详见病例 59 单心室 A 型的相关鉴别诊断。

【产科建议】详见病例 59 单心室 A 型的相关产科建议。

病例 61　左心发育不良综合征

【病史】女,33 岁,孕 24^{+5} 周,行常规产前胎儿超声心动图检查。

【超声表现】见图 61-1。

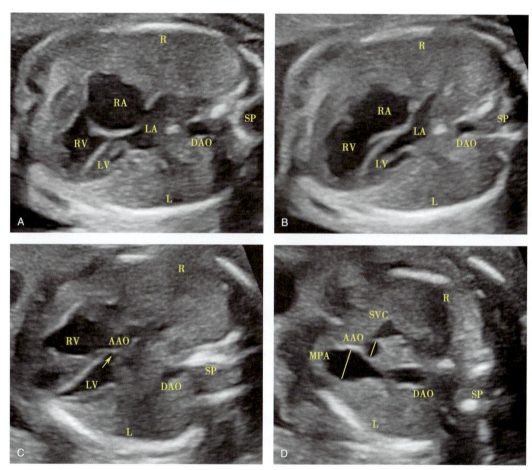

L. 左;R. 右;LV. 左心室;RV. 右心室;LA. 左心房;RA. 右心房;SP. 脊柱;DAO. 降主动脉;AAO. 升主动脉;
MPA. 主肺动脉;SVC. 上腔静脉。

图 61-1　胎儿心脏声像图表现

A. 胎儿四腔心切面显示左心较右心明显变小,左心室横径 0.3cm,心房横径 0.5cm,心尖部由右心室构成,二尖瓣瓣膜增厚、回声增强;B. 四腔心切面显示二尖瓣开放受限,瓣尖开放幅度约 0.25cm;C. 左室流出道切面显示主动脉内径小,主动脉瓣增厚、回声增强(箭头);D. 三血管切面显示主动脉内径明显变窄,内径 0.27cm(上方测量键),肺动脉内径增宽,内径 0.57cm(下方测量键)。

【超声诊断】胎儿左心发育不良综合征。

【超声诊断依据】胎儿左心明显变小；二尖瓣增厚、开放受限；主动脉瓣增厚、开放受限，主动脉内径明显变窄，符合左心发育不良综合征超声特征。

【鉴别诊断】主要与主动脉缩窄、二尖瓣闭锁合并室间隔缺损、右室双出口、单心室等相鉴别。主动脉缩窄超声表现为主动脉细窄和左房室腔小，但二尖瓣和主动脉瓣通常无异常。二尖瓣闭锁合并室间隔缺损时可观察到室间隔连续性中断、二尖瓣无启闭运动，主动脉瓣回声及启闭运动无明显异常。右室双出口也可表现为左房室腔小，但主动脉瓣与二尖瓣启闭运动未见异常。与单心室鉴别详见病例 59 单心室 A 型鉴别诊断的相关内容。

【产科建议】左心发育不良综合征预后差，即使部分胎儿可在出生后进行外科手术或心脏移植，但耗费巨大，治疗效果也较差，应充分向孕妇及家属告知其高风险性，由患者知情同意后作出最终决定。

病例 62　法洛四联症

【病史】女，38 岁，孕 24^{+1} 周，行常规产前胎儿超声心动图检查。

【超声表现】见图 62-1。

【超声诊断】胎儿法洛四联症。

【超声诊断依据】胎儿室间隔缺损、主动脉骑跨、右室流出道狭窄，符合胎儿法洛四联症的超声特征。

【鉴别诊断】主要与对位不良型室间隔缺损、法洛四联症型右心室双出口相鉴别。较大的膜周部室间隔缺损时主动脉可出现对位不良，表现为主动脉骑跨，但通常无漏斗部及肺动脉狭窄。法洛四联症型右心室双出口同样可以表现为室间隔缺损、主动脉骑跨、右室流出道狭窄，但主动脉骑跨率>75%。当法洛四联症合并肺动脉闭锁时，应与室间隔缺损合并肺动脉闭锁、共同动脉干相鉴别。室间隔缺损合并肺动脉闭锁的漏斗部无狭窄；共同动脉干见单一大血管骑跨于室间隔上，主动脉及肺动脉均起自该单一血管，动脉导管缺如，而法洛四联症合并肺动脉闭锁时，动脉导管常明显可见，左右肺动脉血供来自动脉导管逆灌。

【产科建议】法洛四联症常合并其他心内、外畸形，或染色体异常、遗传综合征，最常见的染色体异常为 21- 三体综合征、18- 三体综合征、13- 三体综合征、22q11.2 缺失综合征等，建议对胎儿进行系统性超声检查，完善胎儿染色体微阵列分析；定期行胎儿超声心动图评估肺动脉狭窄发育情况和通过动脉导管血流情况。出生后须行手术治疗，大多数可以进行根治性手术矫治，远期预后良好，30 年存活率为 89%，当存在肺动脉瓣缺如、部分类型的肺动脉闭锁、合并其他严重的心外畸形、染色体异常时则预后不良。建议详细咨询心外科医生关于心脏手术相关事宜。

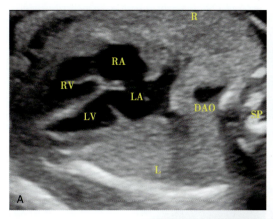
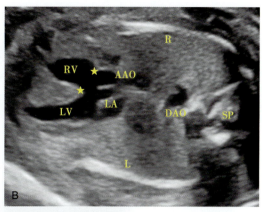
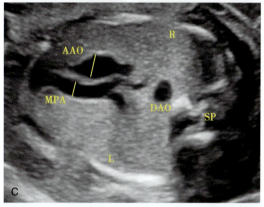

L. 左;R. 右;LV. 左心室;RV. 右心室;LA. 左心房;RA. 右心房;SP. 脊柱;DAO. 降主动脉;
AAO. 升主动脉;MPA. 主肺动脉。

图 62-1　胎儿心脏声像图表现

A. 胎儿四腔心切面显示左、右房室对称,"十"字交叉结构完整;B. 左室流出道切面显示膜周部室间隔连续性中断(星号),主动脉增宽前移,骑跨于室间隔之上,骑跨率>50%;C. 右室流出道切面显示肺动脉起自右心室,右室流出道漏斗部及肺动脉内径小于主动脉,主动脉宽约 0.4cm(上方测量键),肺动脉宽约 0.3cm(下方测量键)。

病例 63　完全型大动脉转位

【**病史**】女,28 岁,孕 23⁺¹ 周,行胎儿系统性超声检查。

【**超声表现**】见图 63-1。

【**超声诊断**】完全型胎儿大动脉转位。

【**超声诊断依据**】胎儿心脏房、室连接一致;心室与大动脉连接不一致,即主动脉发自形态学右心室,肺动脉发自形态学左心室。

【**鉴别诊断**】主要与陶西平型右室双出口(大动脉转位型右室双出口)、矫正型大动脉转位相鉴别。当大动脉转位合并肺动脉下室间隔缺损时应与陶西平型右室双出口(大动脉

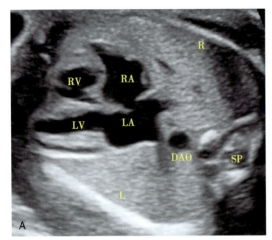
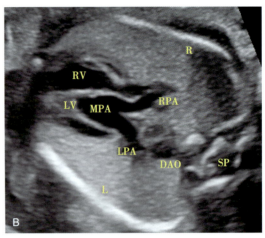
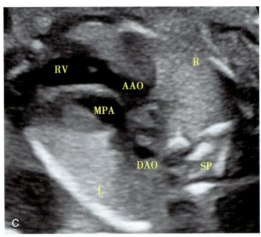

L. 左;R. 右;LV. 左心室;RV. 右心室;LA. 左心房;RA. 右心房;SP. 脊柱;DAO. 降主动脉;
MPA. 主肺动脉;LPA. 左肺动脉;RPA. 右肺动脉;AAO. 升主动脉。

图 63-1　胎儿心脏声像图表现

A. 胎儿四腔心切面显示左、右房室连接一致,室间隔完整,"十"字交叉结构存在;B. 流出道切面显示肺动脉发自形态学左心室;C. 主动脉发自形态学右心室,两者起始部呈平行排列,内径未见明显异常。

转位型右室双出口)相鉴别,后者可见主动脉起自右心室,肺动脉骑跨于室间隔之上,骑跨率>50%,彩色多普勒可见肺动脉同时接受左、右心室的血液。而大动脉转位时主动脉起自右心室,肺动脉起自左心室,彩色多普勒可见肺动脉接受左心室的血液。矫正型大动脉转位时房室连接、心室与大动脉连接均不一致,检查时应仔细辨认形态学左、右心房及形态学左、右心室。

【产科建议】完全型大动脉转位的预后与是否合并心内、心外畸形,染色体异常及当地复杂先天性心脏病救治水平有关,建议对胎儿进行系统性超声检查,完善胎儿染色体微阵列分析;应每 6~8 周复查胎儿超声心动图,若合并其他畸形,须结合伴发畸形的严重程度作出诊治决策。完全型大动脉转位胎儿出生后如未治疗,50% 在 1 个月内死亡,因此应充分评估后在具有新生儿及心脏专科的医院进行分娩,以便尽快开展治疗。随着技术的发展,术后生存率已由以前的 20% 左右提高到 85% 以上。建议详细咨询心外科医生心脏手术相关事宜。

病例 64 矫正型大动脉转位

【病史】女,33 岁,孕 24^{+1} 周,行常规产前胎儿超声心动图检查。

【超声表现】见图 64-1。

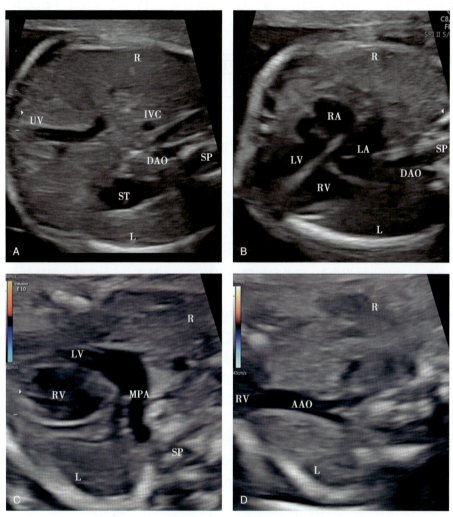

L. 左;R. 右;UV. 脐静脉;IVC. 下腔静脉;DAO. 降主动脉;ST. 胃泡;SP. 脊柱;LV. 左心室;
RV. 右心室;LA. 左心房;RA. 右心房;MPA. 主肺动脉;AAO. 升主动脉。

图 64-1 胎儿心脏声像图表现

A. 胎儿上腹部横切面显示内脏位置正常,胃泡位于左侧,降主动脉位于脊柱左前方,下腔静脉位于降主动脉右前方;B. 四腔心切面显示心脏位置正常,心尖指向左前方,心房正位,心室左袢,房、室连接不一致;C. 流出道切面显示肺动脉发自形态学左心室;D. 流出道切面显示主动脉发自形态学右心室。

【超声诊断】胎儿矫正型大动脉转位。

【超声诊断依据】胎儿心脏房、室连接不一致,即形态学右心房与形态学左心室相连,形态学左心房与形态学右心室相连;心室与大动脉连接不一致,即主动脉发自形态学右心室,肺动脉发自形态学左心室。

【鉴别诊断】详见病例63完全型大动脉转位的相关鉴别诊断。

【产科建议】矫正型大动脉转位的胎儿总体短期预后良好,中、长期预后一般,如果伴有其他心内、心外畸形则会在新生儿期有较明显的表现,在合并室间隔缺损、三尖瓣发育不良等病变时可发生心力衰竭,预后不良。建议对胎儿进行详细超声检查,除外其他合并畸形,建议胎儿遗传学检测,明确有无染色体异常。建议详细咨询心外科医生心脏手术相关事宜。

病例 65　右室双出口(远离型)

【病史】女,23岁,孕 22^{+4} 周,行常规产前胎儿超声心动图检查。

【超声表现】见图 65-1。

【超声诊断】胎儿右室双出口(远离型)。

【超声诊断依据】本病例主动脉与肺动脉均起自右心室,大动脉关系正常,室间隔缺损远离主动脉,符合右室双出口的远离大动脉型。

【鉴别诊断】本病例室间隔缺损、主动脉与肺动脉均起自右心室、肺动脉略窄,表现和法洛四联症型右室双出口相类似,后者室间隔缺损位于主动脉下,而本病例室间隔缺损远离主动脉。

【产科建议】右室双出口是一种复杂的先天性心脏畸形,与多种遗传性综合征有关,包括染色体异常和单基因病,出生后手术方法复杂,部分异常难以矫正,预后取决于右室双出口的分型及合并畸形,如伴心室发育不良、严重肺动脉狭窄、严重心外畸形、染色体异常则预后不良,应充分告知风险,由患者知情同意后选择个体化诊治方案。如选择继续妊娠,需对胎儿进行详细检查,除外其他合并畸形,建议胎儿遗传学检测。建议详细咨询心外科医生心脏手术相关事宜。

【相关知识】右室双出口是指主动脉和肺动脉都起源于右心室,或者一条大动脉起源于右心室,另一个大动脉75%以上起源于右心室。对于陶西平型的右室双出口,肺动脉50%起源于右心室即可诊断。2000年美国胸外科医师协会(STS)和欧洲心胸外科协会(EACTS)两大协会对右室双出口采取了新的命名规则,共分为五大类:①室间隔缺损型;②法洛四联症型;③大动脉转位型;④远离大动脉型;⑤室间隔完整型(罕见)。远离大动脉型是指室间隔缺损远离大动脉,需要建立较长的左室流出通道将动脉与解剖左心室相连,甚至在某些情况下,难以建立大动脉与左心室的通畅连接。2022年阜外医院逄坤静等人根据大动脉空间位置关系、室间隔缺损与大动脉位置关系、是否合并肺动脉瓣口狭窄,将右室双出口分为Ⅰ～Ⅷ型。

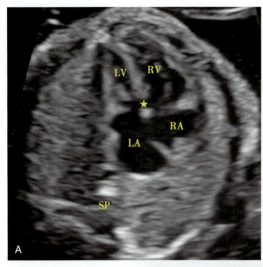
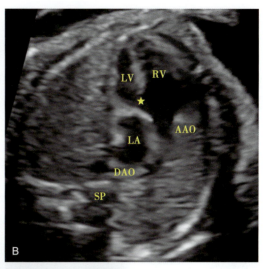
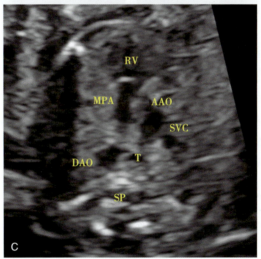

LV. 左心室；RV. 右心室；LA. 左心房；RA. 右心房；SP. 脊柱；DAO. 降主动脉；

AAO. 升主动脉；MPA. 主肺动脉；SVC. 上腔静脉；T. 气管。

图 65-1　胎儿心脏声像图表现

A. 四腔心切面显示流入部室间隔连续性中断（★）；B. 流出道切面显示主动脉起自右心室，室间隔缺损
（★）远离主动脉；C. 流出道切面显示肺动脉起自右心室，位于主动脉左前方，略窄于主动脉。

病例 66　右室双出口（陶西平型）

【病史】女，24 岁，孕 22^{+4} 周，行常规产前胎儿超声心动图检查。

【超声表现】见图 66-1。

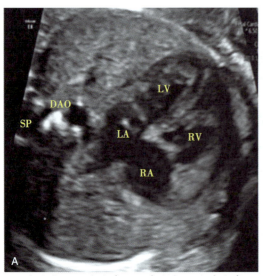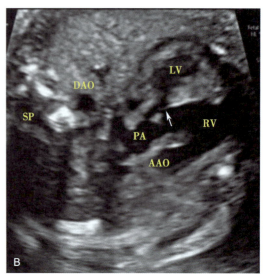

LV. 左心室；LA. 左心房；RV. 右心室；RA. 右心房；DAO. 降主动脉；SP. 脊柱；PA. 肺动脉；AAO. 升主动脉。

图 66-1　胎儿心脏声像图表现

A. 四腔心切面显示左、右的房、室腔基本对称；B. 右室流出道切面显示室间隔缺损（箭头）位于肺动脉瓣下，骑跨率>50%，主动脉位于肺动脉右侧，完全起自右心室。

【超声诊断】胎儿右室双出口（陶西平型）。

【超声诊断依据】本病例主动脉完全起自右心室，肺动脉大部分起自右心室，室间隔缺损位于肺动脉下，符合陶西平型右室双出口（大动脉转位型右室双出口）。

【鉴别诊断】详见病例 63 完全型大动脉转位的相关鉴别诊断。

【产科建议】陶西平型右室双出口因肺循环血量多，出生后很快发展为肺动脉高压，应尽早进行室间隔修补术和大动脉调转术。建议详细咨询心外科医生心脏手术相关事宜。须对胎儿行系统性超声检查及遗传学检测，了解其风险。

病例 67　共同动脉干

【病史】女，26 岁，孕 22^{+6} 周，行胎儿系统性超声检查。

【超声表现】见图 67-1。

【超声诊断】共同动脉干。

【超声诊断依据】此例胎儿心脏仅发出一条大血管，该单一大血管于其后方发出左、右肺动脉后延续为主动脉及主动脉弓，符合共同动脉干的超声特征。

【鉴别诊断】主要与法洛四联症、室间隔缺损合并肺动脉闭锁相鉴别。三者均存在室间隔缺损及大动脉骑跨，但共同动脉干的主要特征是主动脉和肺动脉共同起源于一条骑跨的单一大血管，动脉导管缺如，而肺动脉闭锁的左、右肺动脉血供来源于动脉导管血流逆灌，彩色多普勒有助于三者的鉴别。共同动脉干也需要与主动脉闭锁相鉴别，后者肺动脉增宽，

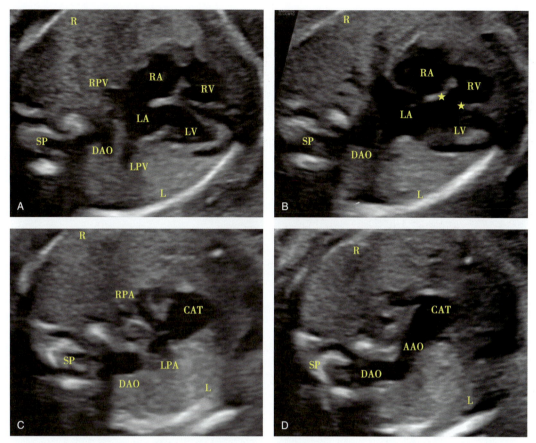

L. 左；R. 右；SP. 脊柱；LV. 左心室；RV. 右心室；LA. 左心房；RA. 右心房；LPV. 左肺静脉；RPV. 右肺静脉；DAO. 降主动脉；CAT. 共同动脉干；RPA. 右肺动脉；LPA. 左肺动脉；AAO. 升主动脉。

图 67-1　胎儿心脏声像图表现

A. 胎儿心脏四腔心切面显示左右房室腔基本对称；B. 流出道切面显示室间隔连续性中断（★）；C. 单一大血管于后方发出左、右肺动脉；D. 单一大血管向后上延续为主动脉及主动脉弓。

三血管气管切面可探及动脉导管弓和主动脉弓，主动脉弓常细窄并伴有血流逆灌。

【产科建议】共同动脉干可使体循环动脉系统的血氧饱和度降低，肺血流量增加，肺动脉压增高，可早期引起不可逆的肺血管阻塞性病变，出现器质性肺动脉高压和心功能不全，多在婴儿期死亡，预后较差，即使早期手术矫治，远期预后仍不佳。共同动脉干常合并其他畸形，染色体异常、基因变异的比例增高，如选择继续妊娠，须对胎儿进行系统性超声检查及遗传学检测，了解风险并进行多学科会诊。

【相关知识】单一大动脉是产前要求明确诊断的九大畸形之一，是指仅见一条大动脉主干，另一条大动脉主干缺如或不显示，是几类圆锥动脉干畸形的一个统称，主要包括共同动脉干、肺动脉闭锁和主动脉闭锁。声像图上仅见一条粗大动脉干起自心室，多骑跨于室间隔上，其瓣下见较大室间隔缺损，缺损可位于干下、膜周或为心内膜垫型。肺动脉闭锁和主动脉闭锁也可见于右心发育不良和左心发育不良。经典的共同动脉干近端可见肺动脉或其分支发出，肺动脉与心室无连接。严重的主动脉或肺动脉狭窄或闭锁，声像图上可能难以显示该血管，仅见另一粗大动脉与心室连接。

病例 68　肺动脉闭锁

【病史】女,28 岁,孕 23^{+6} 周,可疑肺动脉闭锁转入我院。

【超声表现】见图 68-1。

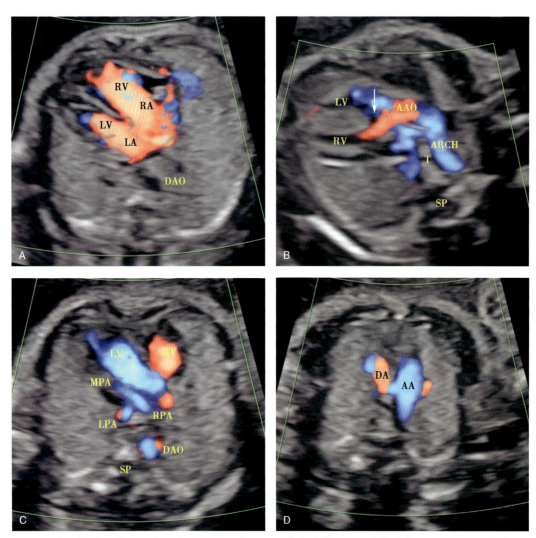

LV. 左心室;RV. 右心室;LA. 左心房;RA. 右心房;DAO.降主动脉;AAO.升主动脉;ARCH/AA. 主动脉弓;
T. 气管;SP. 脊柱;MPA. 主肺动脉;RPA. 右肺动脉;LPA. 左肺动脉;DA. 动脉导管。

图 68-1　胎儿心脏声像图表现

A. 胎儿心脏四腔心切面显示大部分心脏位于胸腔左侧,心尖指向左前方;B. 左室流出道切面可见室间隔
连续中断(箭头),主动脉增宽骑跨于室间隔之上;C. 右室流出道切面未探及肺动脉瓣及瓣下肺动脉,瓣上
肺动脉细窄,血供来源于动脉导管逆灌;D. 于动脉导管内见逆向血流信号。

【超声诊断】肺动脉闭锁。

【超声诊断依据】左室流出道切面可见室间隔连续中断，主动脉增宽骑跨于室间隔之上，未探及肺动脉瓣及瓣下肺动脉，瓣上肺动脉细窄，左、右肺动脉血供来源于动脉导管逆灌，符合肺动脉闭锁超声特征。

【鉴别诊断】详见病例 67 共同动脉干鉴别诊断相关内容。

【产科建议】肺动脉闭锁常合并左、右肺动脉发育不良，多在婴儿期死亡，预后较差，即使早期进行手术矫治，远期预后仍不佳。如选择继续妊娠，须对胎儿进行系统性超声检查及遗传学检测，了解风险并进行多学科会诊。

病例 69 主动脉闭锁

【病史】女，36 岁，孕 22^{+6} 周，行胎儿系统性超声检查。

【超声表现】见图 69-1。

【超声诊断】左心发育不良综合征，主动脉闭锁。

【超声诊断依据】胎儿心脏四腔心切面左心室呈缝隙样改变，二尖瓣表现为条索样带状回声，未探及主动脉瓣及瓣下主动脉回声，瓣上主动脉细窄，主动脉弓内探及逆向血流信号，符合左心发育不良综合征合并主动脉闭锁改变的超声特征。

【鉴别诊断】详见病例 67 共同动脉干鉴别诊断相关内容。

【产科建议】主动脉闭锁可使体循环血流量减少，肺血流量增加，导致生长发育受限，肺动脉高压，多在婴儿期死亡，预后较差。

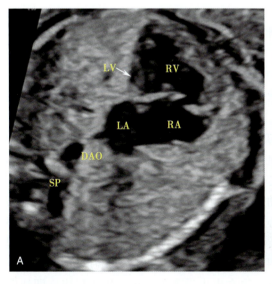
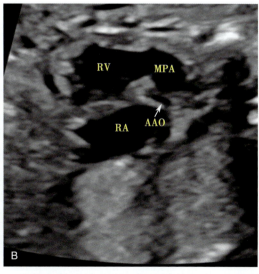

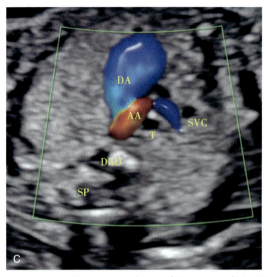

LV. 左心室；RV. 右心室；LA. 左心房；RA. 右心房；SP. 脊柱；DAO. 降主动脉；AAO. 升主动脉；
MPA. 主肺动脉；AA. 主动脉弓；DA. 动脉导管；SVC. 上腔静脉；T. 气管。

图 69-1　胎儿心脏声像图表现

A. 胎儿心脏四腔心切面显示大部分心脏位于胸腔左侧，心尖指向左前方，左心室呈缝隙样改变，二尖瓣表现为条索样带状回声；B. 左室流出道切面未探及主动脉瓣及瓣下主动脉回声，瓣上主动脉细窄；C. 三血管气管切面于主动脉弓内探及逆向血流信号。

病例 70　室间隔完整的肺动脉闭锁

【病史】女，31 岁，孕 23^{+5} 周，行胎儿系统性超声检查。

【超声表现】见图 70-1。

【超声诊断】胎儿室间隔完整的肺动脉闭锁。

【超声诊断依据】胎儿右心室小；肺动脉瓣增厚；未探及经过肺动脉瓣的前向血流信号；动脉导管内血流逆灌；室间隔连续性完整。

【鉴别诊断】主要与肺动脉狭窄、室间隔缺损的肺动脉闭锁相鉴别。肺动脉狭窄时肺动脉内径变窄，但仍可见通过肺动脉瓣的前向血流信号。室间隔缺损的肺动脉闭锁可观察到室间隔连续性中断，右心室腔无明显变小，右心室壁无明显增厚。

【产科建议】本病例为室间隔完整的肺动脉闭锁，由于血液不能从右心室射入肺动脉，而经三尖瓣大量反流入右心房，导致胎儿右心房明显增大、肺发育不良等，该病自然病死率高，如不治疗，50% 的患儿会死于出生后 2 周，85% 在出生后半年内死亡。常常合并不同程度的右心系统发育不良，包含右心室、三尖瓣和肺动脉发育不良以及心外畸形，可合并染色体异常、染色体微缺失、基因突变等遗传综合征，须在出生后手术纠正。出生后应立即注射前列腺素，防止动脉导管闭合，需要及时、尽早重建右心室肺动脉循环。右心室、三尖瓣发育

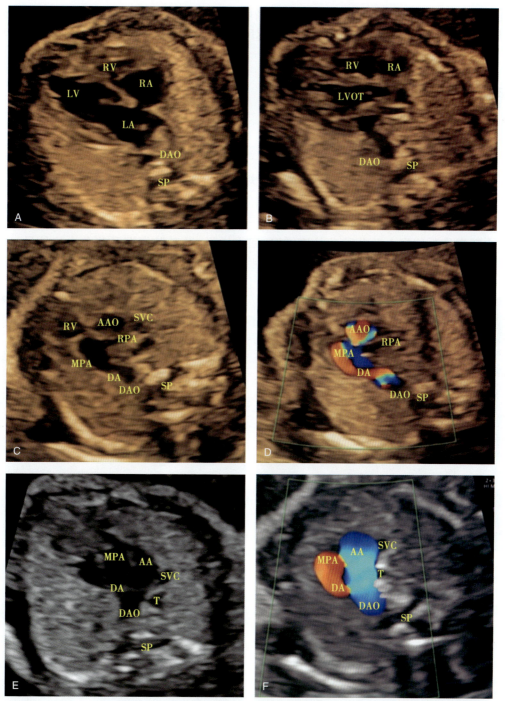

LV. 左心室；RV. 右心室；LA. 左心房；RA. 右心房；DAO. 降主动脉；SP. 脊柱；LVOT. 左室流出道；
MPA. 主肺动脉；AAO. 升主动脉；SVC. 上腔静脉；RPA. 右肺动脉；DA. 动脉导管；AA. 主动脉弓；T. 气管。

图 70-1　胎儿心脏声像图表现

A. 四腔心切面显示右心室腔小于左心室腔，右室壁增厚，室间隔连续完整；B. 左室流出道切面显示主动脉
瓣回声纤细；C. 右室流出道切面显示肺动脉瓣增厚，回声增强；D. 右室流出道切面彩色多普勒未探及过肺
动脉瓣的前向血流信号，动脉导管至主肺动脉内血流逆灌；E. 三血管气管切面显示血管排列正常；F. 彩色多
普勒显示动脉导管与主动脉血流方向不一致，动脉导管内血流逆灌。

的程度,以及是否合并右心依赖的冠状动脉循环决定着手术的预后。如选择继续妊娠,须对胎儿进行系统性超声检查及遗传学检测,了解风险,并进行多学科会诊。

病例 71　肺动脉瓣狭窄

【病史】女,35 岁,孕 29⁺¹ 周,行孕晚期常规超声检查。

【超声表现】见图 71-1。

【超声诊断】胎儿肺动脉瓣狭窄。

【超声诊断依据】胎儿肺动脉瓣增厚、回声增强;肺动脉内探及花色血流信号,流速增高。

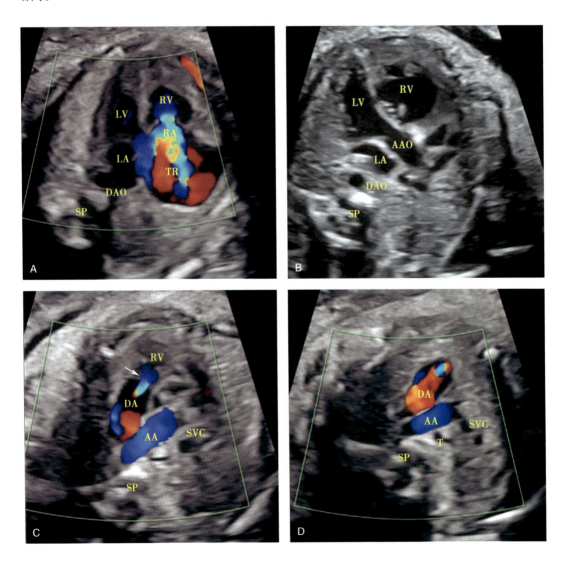

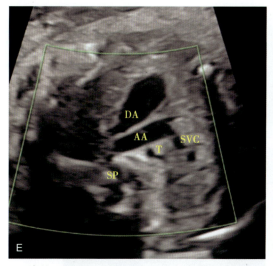
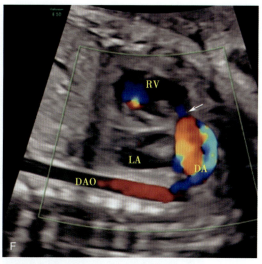

SP. 脊柱；LV. 左心室；RV. 右心室；LA. 左心房；RA. 右心房；TR. 反流束；DAO. 降主动脉；AAO. 升主动脉；
DA. 动脉导管；AA. 主动脉弓；SVC. 上腔静脉；T. 气管。

图 71-1　胎儿心脏声像图表现

胎儿四腔心切面彩色多普勒显示三尖瓣大量反流（图 A）；左室流出道切面显示室间隔连续性好（图 B）；右室流出道切面（图 C）、三血管气管切面（图 D、E）及动脉导管长轴切面（图 F）显示肺动脉瓣增厚、回声增强，肺动脉瓣环变窄（图 C、F 箭头），狭窄远端血管扩张，彩色多普勒显示经过肺动脉瓣血流束窄小，远端可探及花色血流信号。

【鉴别诊断】主要与法洛四联症、肺动脉闭锁相鉴别。法洛四联症除了肺动脉狭窄外，还存在室间隔缺损、主动脉增宽骑跨的特征表现；肺动脉闭锁时肺动脉主干明显狭窄，肺动脉瓣无启闭运动，瓣口无前向血流通过。

【产科建议】肺动脉瓣狭窄胎儿的预后和狭窄程度相关，轻度狭窄一般不会出现右心发育不良，出生后多无明显临床症状，无须干预治疗。重度肺动脉瓣狭窄出生后须行肺动脉瓣球囊扩张术，必要时需手术治疗。建议每 4 周复查一次胎儿超声心动图，重点评估肺动脉瓣狭窄情况及右心室室壁变化。

病例 72　主动脉缩窄

【病史】女，29 岁，孕 24 周，行常规产前胎儿超声心动图检查。

【超声表现】见图 72-1。

【超声诊断】胎儿主动脉缩窄可能。

【超声诊断依据】胎儿主动脉峡部细窄，狭窄处收缩期及舒张期血流速度增快。

【鉴别诊断】主要与左心发育不良、主动脉弓离断 A 型相鉴别。左心发育不良常伴有二尖瓣和主动脉瓣发育不良；主动脉弓离断 A 型无血流信号通过主动脉弓。

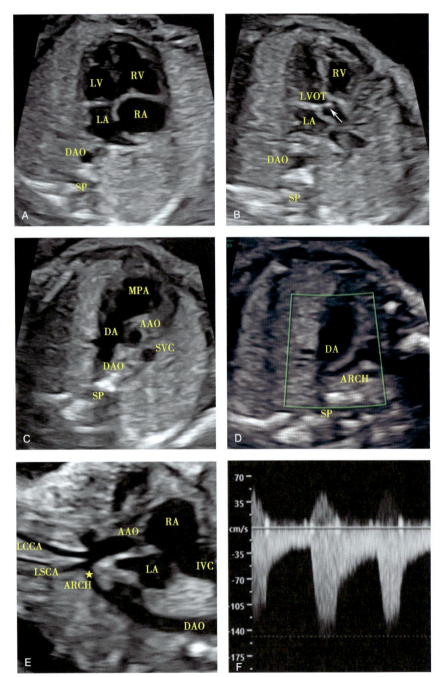

SP. 脊柱；LV. 左心室；RV. 右心室；LA. 左心房；RA. 右心房；DAO. 降主动脉；LVOT. 左室流出道；MPA. 主肺动脉；DA. 动脉导管；AAO. 升主动脉；SVC. 上腔静脉；ARCH. 主动脉弓；LCCA. 左颈总动脉；LSCA. 左锁骨下动脉。

图 72-1 胎儿心脏声像图表现

胎儿四腔心切面显示左房、室腔略小于右房、室腔，"十"字交叉结构正常，二、三尖瓣形态、回声未见异常（图 A）；左室流出道切面显示主动脉略细，主动脉瓣回声稍增强（图 B 箭头）；右室流出道切面显示升主动脉内径变窄（图 C）；三血管气管切面（图 D）及主动脉弓长轴切面（图 E）显示主动脉弓峡部细窄（★）；频谱多普勒显示狭窄处收缩期及舒张期流速增高，收缩期峰值流速（PSV）约 145cm/s（图 F）。

【产科建议】孤立性轻型主动脉缩窄预后良好,建议每 3~4 周进行一次胎儿心脏超声检查随访,观察主动脉弓及左房、室腔发育情况。重度主动脉缩窄出生后很快会出现心力衰竭,须及时进行手术治疗。当合并其他严重畸形时,术后死亡率明显增高,预后不良。由于主动脉缩窄与染色体异常、染色体微缺失、基因突变等遗传综合征,如特纳(Turner)综合征和 18- 三体综合征相关,建议行胎儿遗传学检查。如选择继续妊娠,须对胎儿进行系统性超声检查及遗传学检测,了解风险,并进行多学科会诊。

病例 73　双主动脉弓

【病史】女,33 岁,孕 36^{+5} 周,行孕晚期常规超声检查,孕中期超声筛查提示双主动脉弓。
【超声表现】见图 73-1。

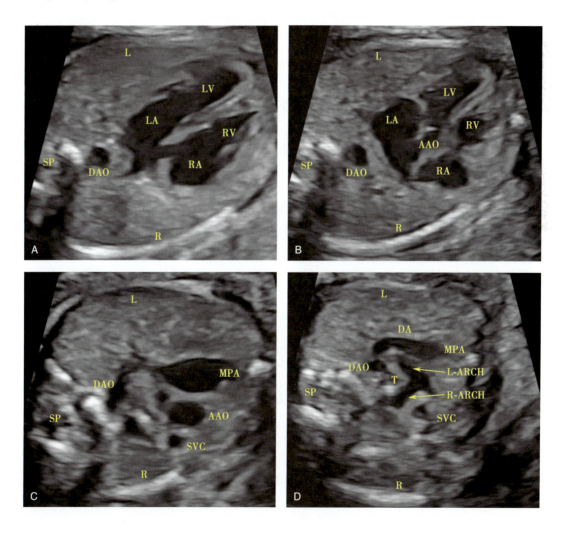

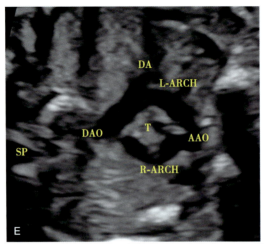

L. 左;R. 右;SP. 脊柱;LV. 左心室;RV. 右心室;LA. 左心房;RA. 右心房;DAO. 降主动脉;AAO. 升主动脉;
MPA. 主肺动脉;DA. 动脉导管;L-ARCH. 左主动脉弓;R-ARCH. 右主动脉弓;SVC. 上腔静脉;T. 气管。

图 73-1　胎儿心脏声像图表现

胎儿四腔心切面显示左右房室对称,室间隔完整,"十"字交叉结构存在(图 A);左室流出道切面显示主动脉起自左心室,内径未见明显增宽或狭窄(图 B);三血管切面至三血管气管切面(图 C~E)探及双主动脉弓,双弓呈"O"形,气管位于其中。

【超声诊断】胎儿双主动脉弓。

【超声诊断依据】胎儿三血管气管切面探及双主动脉弓,二者包绕气管、食管形成"O"形结构。

【鉴别诊断】主要与右位主动脉弓左位动脉导管合并镜像分支相鉴别。后者右位主动脉弓和左位动脉导管形成"U"形结构,而双主动脉弓在气管两侧形成"O"形结构,某些切面可以表现为"Z"形。

【产科建议】双主动脉弓包绕气管、食管形成"O"形血管环,当气管和/或食管受压明显时,新生儿期就可出现呼吸系统及消化系统症状,症状的轻重和出现的时间随压迫程度的不同而差异明显,轻者可无任何临床症状。建议对胎儿进行系统性超声检查及遗传学检测,定期超声评估有无气道狭窄;若存在气道狭窄,应在出生后尽早手术,解除气道狭窄,手术效果尚佳。

病例 74　右位主动脉弓左位动脉导管合并左锁骨下动脉迷走

【病史】女,31 岁,孕 26^{+3} 周,行常规产前胎儿超声心动图检查。

【超声表现】见图 74-1。

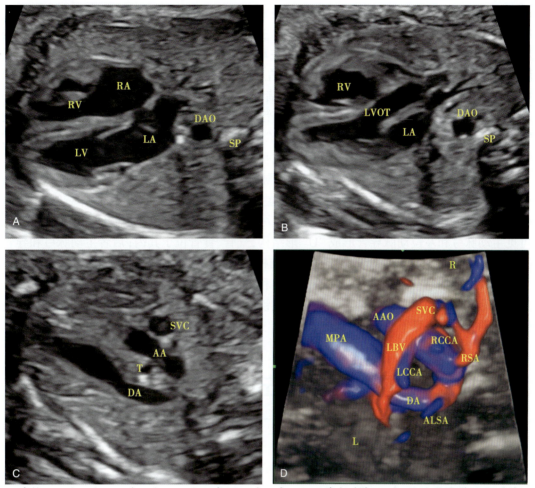

SP. 脊柱;LV. 左心室;RV. 右心室;LA. 左心房;RA. 右心房;DAO. 降主动脉;LVOT. 左室流出道;DA. 动脉导管;AA. 主动脉弓;SVC. 上腔静脉;T. 气管;AAO. 升主动脉;MPA. 主肺动脉;LBV. 左头臂静脉;RCCA. 右颈总动脉;LCCA. 左颈总动脉;RSA. 右锁骨下动脉;ALSA. 迷走左锁骨下动脉;L. 左;R. 右。

图 74-1 胎儿心脏声像图表现

A. 胎儿四腔心切面显示心脏位置正常,左、右心房、心室对称,室间隔完整,"十"字交叉结构存在;B. 左室流出道切面显示主动脉起自左心室,内径未见明显增宽或狭窄;C. 三血管气管切面显示主动脉弓右移与对侧的动脉导管形成"U"形结构,气管位于其中;D. 时间-空间关联成像(STIC)显示主动脉弓自前向后发出三个血管分支,分别是左颈总动脉、右颈总动脉、右锁骨下动脉;左锁骨下动脉起自动脉导管汇入降主动脉前方。

【超声诊断】胎儿右位主动脉弓左位动脉导管合并左锁骨下动脉迷走。

【超声诊断依据】主动脉弓位于气管右侧,动脉导管位于气管左侧,二者形成"U"形结构,主动脉弓自前向后发出左颈总动脉、右颈总动脉、右锁骨下动脉,左锁骨下动脉起自动脉导管汇入降主动脉前方,符合右位主动脉弓左位动脉导管合并左锁骨下动脉迷走的超声特征。

【鉴别诊断】主要与右位主动脉弓左位动脉导管合并镜像分支和双主动脉弓。右位主动脉弓左位动脉导管合并左锁骨下动脉迷走时主动脉弓自前向后发出三个血管分支,分别是左颈总动脉、右颈总动脉、右锁骨下动脉,左锁骨下动脉起自动脉导管汇入降主动脉前方。右位主动脉弓左位动脉导管合并镜像分支时,主动脉弓从前向后发出三个血管分支,分别是左头臂干、右颈总动脉及右锁骨下动脉。双主动脉弓在气管两侧均可观察到主动脉弓,二者环绕气管形成"O"形结构,而右位主动脉弓左位动脉导管合并左锁骨下动脉迷走时主动脉弓位于气管右侧,动脉导管位于气管左侧,二者形成"U"形结构。

【产科建议】右位主动脉弓左位动脉导管合并左锁骨下动脉迷走绕食管和气管形成"U"形血管环,预后良好,右位主动脉弓常常合并其他畸形、染色体异常,因此建议对胎儿进行系统性超声检查及胎儿染色体微阵列分析,可定期超声检查随访。

【相关知识】正常情况下,主动脉弓和动脉导管弓均位于胎体左侧,二者形成"V"形结构,气管和食管位于"V"形结构右后侧。右位主动脉弓是指主动脉弓位于胎体右侧,包括右位主动脉弓合并左位动脉导管和右位主动脉弓合并右位动脉导管,前者于三血管气管切面可见主动脉弓和左位动脉导管形成"U"形结构,气管、食管位于其内;后者主动脉弓和导管弓形成"V"形结构,气管、食管位于"V"形结构左后侧。根据颈动脉分支的起源不同,右位主动脉弓又分为右位主动脉弓合并镜像分支和右位主动脉弓合并左锁骨下动脉迷走,右位主动脉弓合并右位动脉导管还包括孤立性左锁骨下动脉和孤立性左头臂干畸形,分别指左锁骨下动脉和左头臂干起源于肺动脉。

病例 75　右位主动脉弓左位动脉导管合并镜像分支

【病史】女,36 岁,孕 22 周,行常规产前胎儿超声心动图检查。
【超声表现】见图 75-1。
【超声诊断】胎儿右位主动脉弓左位动脉导管合并镜像分支。

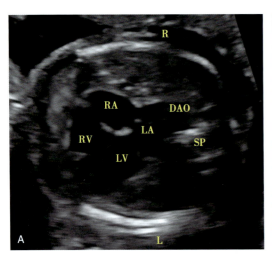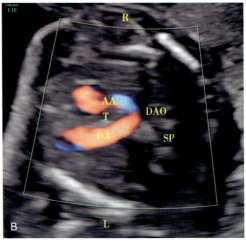

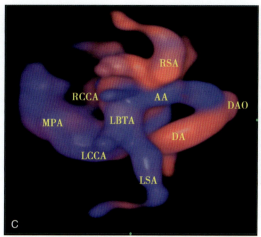

L. 左;R. 右;SP. 脊柱;LV. 左心室;RV. 右心室;LA. 左心房;RA. 右心房;DAO. 降主动脉;DA. 动脉导管;AA. 主动脉弓;T. 气管;MPA. 主肺动脉;LBTA. 左头臂干;RCCA. 右颈总动脉;LCCA. 左颈总动脉;RSA. 右锁骨下动脉;LSA. 左锁骨下动脉。

图 75-1 胎儿心脏声像图表现

A. 胎儿四腔心切面显示心脏位置正常,左、右心房、心室对称,室间隔完整,"十"字交叉结构存在;B. 三血管气管切面彩色多普勒显示动脉导管横弓位于气管左侧,主动脉弓位于气管右侧,降主动脉位于脊柱右前方;C. STIC 血流成像显示右位主动脉弓发出三个血管分支,分别是左头臂干、右颈总动脉及右锁骨下动脉,左头臂干再分为左颈总动脉及左锁骨下动脉。

【超声诊断依据】动脉导管位于气管左侧,主动脉弓位于气管右侧,降主动脉位于脊柱右前方;主动脉弓上发出三个血管分支,从前向后分别是左头臂干、右颈总动脉及右锁骨下动脉,符合右位主动脉弓左位动脉导管合并镜像分支的超声特征。

【鉴别诊断】参考病例 74 右位主动脉弓左位动脉导管合并左锁骨下动脉迷走的相关鉴别诊断。

【产科建议】孤立性胎儿右位主动脉弓右位动脉导管合并镜像分支不形成血管环,很少对气管、食管形成压迫。常合并其他心内、心外畸形和遗传综合征,如 22q11.2 微缺失综合征,预后取决于合并畸形的严重程度。因此,建议对胎儿进行系统性超声检查及胎儿染色体微阵列分析,可定期超声检查随访。

病例 76 永存左上腔静脉

【病史】女,32 岁,孕 24^{+1} 周,行常规产前胎儿超声心动图检查。
【超声表现】见图 76-1。

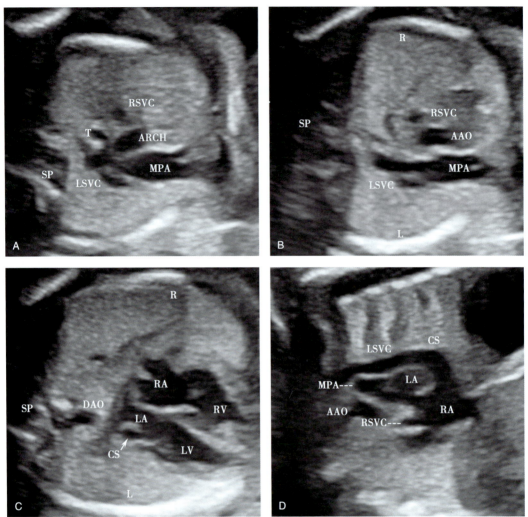

T. 气管；SP. 脊柱；LSVC. 左上腔静脉；RSVC. 右上腔静脉；ARCH. 主动脉弓；MPA. 主肺动脉；AAO. 升主动脉；L. 左；R. 右；LV. 左心室；RV. 右心室；LA. 左心房；RA. 右心房；DAO. 降主动脉；CS. 冠状静脉窦。

图 76-1 胎儿心脏声像图表现

胎儿三血管气管切面（图 A）及三血管切面（图 B）显示于肺动脉左侧可见一血管回声；四腔心切面显示该血管于左侧房室间沟处汇入冠状窦，冠状窦扩张（图 C）；该血管汇入冠状窦后进入右心房（图 D）。

【超声诊断】胎儿永存左上腔静脉。

【超声诊断依据】胎儿肺动脉左侧血管向下汇入冠状窦，冠状窦扩张。

【鉴别诊断】主要与心内型肺静脉异位引流相鉴别，二者的共同表现是冠状窦增宽。后者可见 1~4 支以上肺静脉形成共同静脉腔引流入冠状窦，三血管气管切面未见异常；前者4 支肺静脉均引流入左心房，三血管气管切面于动脉导管左侧见左上腔静脉。

【产科建议】永存左上腔静脉常合并其他心内、心外畸形，预后取决于合并畸形的严重程度。孤立性永存左上腔静脉一般不产生临床症状，预后好，出生后无须干预。

病例77　食管闭锁Ⅲ型

【病史】女，33岁，孕30周，外院发现胎儿可疑异常，转诊行超声检查。

【超声表现】见图77-1。

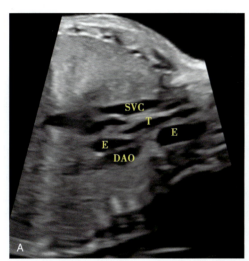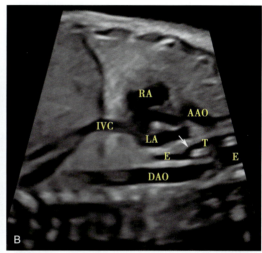

E. 食管；T. 气管；SVC. 上腔静脉；DAO. 降主动脉；AAO. 升主动脉；LA. 左心房；RA. 右心房；
IVC. 下腔静脉。

图 77-1　胎儿胸腔矢状面声像图表现

A. 胎儿食管上段闭锁，末端呈囊状扩张；B. 气管分叉水平下可见下段食管，并与气管相通形成瘘管（箭头）。

【超声诊断】胎儿食管闭锁（Ⅲ型）。

【超声诊断依据】本病例中食管上段闭锁，下段与气管相通形成瘘管，因此诊断为食管闭锁Ⅲ型。

【鉴别诊断】主要与胃泡小或胃泡缺失、先天性膈疝等相鉴别。正常一过性胃泡小或胃泡缺失的超声表现为首次检查时发现胃泡小或胃泡不显示，复查时胃体积正常，而食管闭锁时胃泡小或胃泡不显示持续存在。先天性膈疝超声表现为胃不在腹腔而位于胸腔内，多伴有小肠疝入，胸腔内蠕动性包块为其特异性表现，而食管闭锁胸腔内未见胃及肠管回声。

【产科建议】约占50%的食管闭锁合并其他畸形，其中以泌尿系统畸形、先天性心脏病最为常见，且多与染色体异常有关，如18-三体综合征、21-三体综合征等。先天性食管闭锁预后与合并畸形的严重程度有关，足月分娩且不伴有其他畸形者预后较好，多发畸形者预后较差。建议进行胎儿系统性超声检查、胎儿染色体微阵列分析及密切随访，建议向小儿外科咨询手术相关事宜。

【相关知识】先天性食管闭锁和气管食管瘘可分为五型，Ⅰ型：食管上端闭锁、下端闭锁，食管与气管间无瘘管，约占6%；Ⅱ型：食管上端与气管间形成瘘管，下端闭锁，约占2%；

Ⅲ型：食管上端闭锁，下端与气管相通形成瘘管，此型临床最常见，约占85%，食管两盲端间距离>2cm为Ⅲa型，食管两盲端间距离<2cm为Ⅲb型；Ⅳ型：食管上、下端均与气管相通形成瘘管，约占1%；Ⅴ型：食管无闭锁，但有气管食管瘘，形成"H"形瘘管，约占6%。

病例 78　十二指肠近端隔膜

【病史】女，33岁，孕30⁺⁵周，行常规产前超声检查。

【超声表现】羊水指数35cm，余见图78-1。

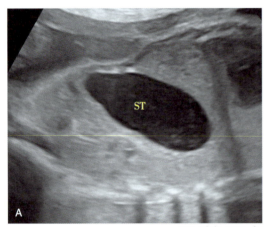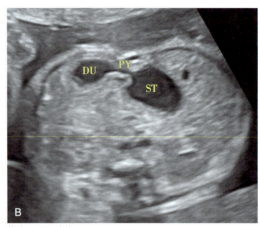

ST.胃泡；DU.十二指肠；PY.幽门。

图 78-1　胎儿腹部横切面超声声像图表现

A.胎儿胃泡明显增大，形态饱满；B.胎儿十二指肠扩张，与胃泡相连，二者呈"双泡征"。

【超声诊断】十二指肠梗阻，出生后手术证实为十二指肠近端隔膜。

【超声诊断依据】孕中晚期胎儿胃及十二指肠近端明显扩张，胎儿上腹部横切面呈典型的"双泡征"，二者在幽门管处相通。

【鉴别诊断】十二指肠梗阻的病因很多，如十二指肠闭锁、十二指肠近端隔膜、肠旋转不良及环状胰腺等，共同的表现是胃泡增大，十二指肠扩张，二者形成"双泡征"。肠旋转不良时彩色多普勒可见肠系膜上静脉以肠系膜上动脉为轴心顺时针旋转，形成"漩涡"状血流信号；环状胰腺时十二指肠远端呈"鼠尾征"。但大多数病例需要产后进一步检查明确梗阻的病因。十二指肠梗阻还须与上腹部右侧及中央的囊性占位相鉴别，如肝内囊肿、胆总管囊肿、肠重复囊肿等，鉴别点在于观察囊肿是否与胃肠相通。

【产科建议】十二指肠梗阻会增加胎儿染色体畸变的风险，尤其是21-三体综合征，会合并其他畸形，如先天性心脏病、骨骼畸形、胃肠道其他畸形等，并可以增加因羊水过多而引起早产的风险。建议进行胎儿系统性超声检查及胎儿染色体微阵列分析。单纯十二指肠闭锁预后较好；伴有严重结构畸形者及伴有染色体异常者，预后不良。

病例 79　先天性肠旋转不良

【病史】女,34 岁,孕 24^{+3} 周,行常规产前超声检查。

【超声表现】见图 79-1。

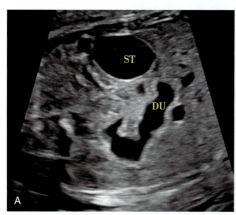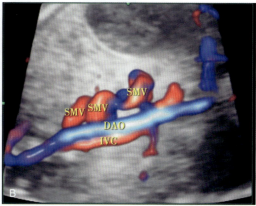

ST. 胃泡;DU. 十二指肠;SMV. 肠系膜上静脉;DAO. 降主动脉;IVC. 下腔静脉。

图 79-1　胎儿腹部超声声像图表现

A. 胎儿胃泡明显增大,形态饱满,十二指肠呈"C"形扩张,与胃泡相连,二者呈"双泡征";

B. 肠系膜上静脉以肠系膜上动脉为轴心顺时针旋转,形成"漩涡"状血流信号。

【超声诊断】先天性肠旋转不良。

【超声诊断依据】胃泡明显增大,十二指肠呈"C"形扩张,二者呈"双泡征";肠系膜上静脉以肠系膜上动脉为轴心顺时针旋转,形成"漩涡"状血流信号。

【鉴别诊断】参考病例 78 十二指肠近端隔膜的鉴别诊断。

【产科建议】胎儿肠旋转不良产前诊断率低,无大样本量研究证明与某一染色体或基因异常相关。产前超声发现胎儿肠蠕动消失、腹腔出现积液或不均回声、羊水量迅速增多等提示胎粪性腹膜炎可能。

病例 80　环状胰腺

【病史】女,35 岁,孕 26^{+1} 周,行常规产前超声检查。

【超声表现】见图 80-1。

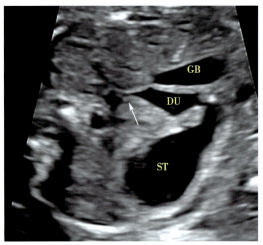

ST. 胃泡；DU. 十二指肠；GB. 幽门。

图 80-1　胎儿腹部超声声像图表现

上腹部横切面显示胎儿胃泡增大，十二指肠增宽，与胃泡相连，二者呈"双泡征"，

十二指肠远端呈"鼠尾征"（箭头）。

【超声诊断】十二指肠梗阻，环形胰腺可能。

【超声诊断依据】胎儿胃泡增大，十二指肠增宽，与胃泡相连，二者呈"双泡征"，十二指肠远端呈"鼠尾征"。

【鉴别诊断】参考病例 78 十二指肠近端隔膜的鉴别诊断。

【产科建议】环形胰腺会增加胎儿染色体畸形风险，尤其是 21- 三体综合征的风险，会合并其他畸形，如先天性心脏病、骨骼畸形、胃肠道其他畸形等。建议进行胎儿系统性超声检查及胎儿染色体微阵列分析。

病例 81　生理性中肠疝

【病史】女，25 岁，孕 11^{+5} 周和 13^{+6} 周，分别行常规产前超声检查和复查。

【超声表现】见图 81-1。

【超声诊断】生理性中肠疝。

【超声诊断依据】孕 11^{+5} 周胎儿腹部横切面显示脐带腹壁入口处中高回声包块，孕 13^{+6} 周复查包块消失。

【鉴别诊断】主要与脐膨出相鉴别。脐膨出超声表现为脐带腹壁入口处的皮肤缺损，膨出物可有小肠、肝、脾等内容物，表面有膜包绕，脐带附着在膨出物表面，包块不随着孕周增加而消失，可合并其他畸形。而生理性中肠疝在孕 12 周以后可消失。

【产科建议】生理性中肠疝为生理性、暂时性脐疝，建议超声随访。

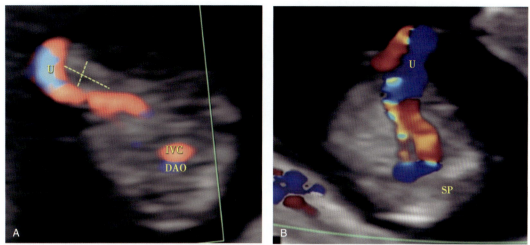

IVC. 下腔静脉；DAO. 降主动脉；U. 脐带；SP. 脊柱。

图 81-1　胎儿腹部超声声像图表现

A. 孕 11^{+5} 周胎儿上腹部横切面显示胎儿脐带腹壁入口处中高回声包块，大小约 0.43cm × 0.33cm（测量键）；
B. 同一胎儿孕 13^{+6} 周上腹部横切面，显示腹壁入口处包块消失，前腹壁皮肤连续性完整。

病例 82　脐膨出

【病史】女，39 岁，孕 13^{+2} 周，因建档医院超声检查提示 "胎儿腹部膨出包块" 就诊。

【超声表现】见图 82-1。

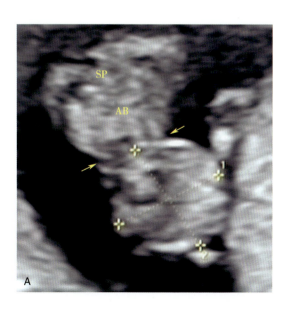

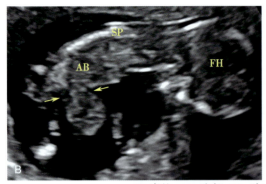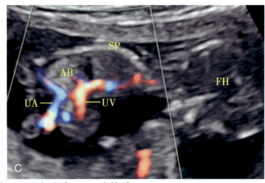

SP. 脊柱;AB. 腹部;FH. 胎头;UA. 脐动脉;UV. 脐静脉。

图 82-1　胎儿腹部超声声像图表现

上腹部横切面(图 A)及正中矢状面(图 B)显示胎儿脐带腹部入口处腹壁连续性中断(箭头),宽 0.8cm,于该处可见肝脏及肠管膨出,范围 1.5cm×1.5cm(测量键),表面有膜状覆盖物;彩色多普勒显示包块位于脐带下方并偏向一侧(图 C)。

【超声诊断】脐膨出。

【超声诊断依据】胎儿脐带腹壁入口处皮肤缺损;肠管和肝脏于缺损处膨出,表面有腹膜覆盖;彩色多普勒血流显示脐带位于膨出物侧上方。

【鉴别诊断】主要与生理性中肠疝、腹裂相鉴别。生理性中肠疝超声表现为孕 12 周之前脐带腹壁入口处向外膨出一个包块,孕 12 周后随访该包块消失。因此,在孕 12 周之前超声应慎重诊断脐膨出。腹裂超声表现为腹中线一侧的腹壁全层连续性中断,一般位于脐右侧,胃、肠等腹腔脏器外翻至胎儿腹腔外,表面无腹膜覆盖,漂浮在羊水中。

【产科建议】脐膨出可合并染色体异常和多发性畸形,其预后很大程度与合并畸形的类别及严重程度相关。建议对胎儿进行系统性超声检查和胎儿超声心动图检查,并进行胎儿染色体微阵列分析。

病例 83　腹裂畸形

【病史】女,33 岁,孕 26⁺¹ 周,行常规产前超声检查。

【超声表现】见图 83-1。

【超声诊断】腹裂畸形。

【超声诊断依据】胎儿脐带腹壁入口一侧的腹壁皮肤强回声连续性中断;胃、肠管等腹腔脏器外翻至胎儿腹腔外,表面无膜状物覆盖,漂浮于羊水中;脐带腹壁入口位置正常。

【鉴别诊断】主要与脐膨出、体蒂异常相鉴别。脐膨出超声表现为脐带腹壁入口处腹壁缺损,膨出物表面有膜包绕,脐带附着在膨出物顶部或偏一侧。体蒂异常超声表现为胎体紧贴胎盘、广泛前侧腹壁裂、明显的脊柱侧弯、肢体畸形、脐带无或很短等多种畸形。

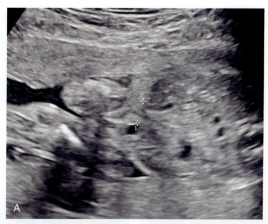

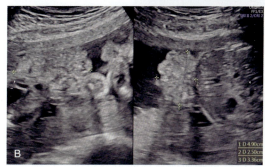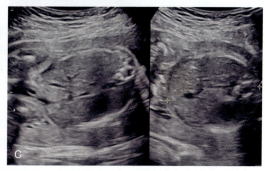

图 83-1 胎儿腹部超声声像图表现

A. 上腹部横切面显示脐带入口右侧腹壁皮肤强回声连续性中断,宽 0.8cm(测量键);B.上腹部长轴切面显示腹腔内肠管从缺损处外翻到腹腔外,为不规则包块,外翻到羊水中的肠管无明显扩张,范围约 4.9cm×3.4cm×2.5cm(测量键),自由漂浮在羊水中,其表面无膜覆盖;C.上腹部横切面脐带腹壁入口处位置正常,位于腹壁缺损处左侧,腹围明显变小(测量键)。

【产科建议】腹裂常为单发性异常,但肠管暴露在羊水中可能会引起肠管增厚、肠管扩张、肠穿孔等并发症,如果超声提示肠管损伤,则预后较差。

病例 84　膀胱外翻

【病史】女,35 岁,孕 24⁺¹ 周,行常规产前超声检查。

【超声表现】见图 84-1。

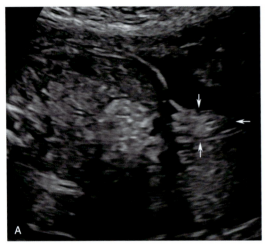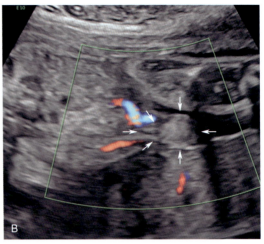

图 84-1　胎儿腹部超声声像图表现

A. 胎儿下腹部横切面显示下腹壁腹中线处腹壁缺损,缺损位于脐带入口下方,膨出包块以高回声为主(箭头);B. 膀胱水平彩色多普勒显示膨出包块(箭头)内未见血流信号,盆腔内有两条脐动脉,无膀胱回声。

【超声诊断】胎儿膀胱外翻。

【超声诊断依据】胎儿下腹壁缺损;膨出包块位于脐带入口下方,未探及膀胱回声。

【鉴别诊断】主要与脐膨出相鉴别。脐膨出超声表现为胎儿脐带腹部入口处皮肤强回声中断、缺损,有包块膨出,包块表面有膜包绕,彩色多普勒血流显像脐带入口位于包块的顶端或偏一侧。如果产前超声检出羊水正常,且肾大小形态正常,但不能显示正常充盈的膀胱时,高度怀疑膀胱外翻。

【产科建议】产前超声怀疑膀胱外翻时,应评估腹部膨出包块大小、形态及其与脐带插入口的关系,胎儿外生殖器以及其他畸形,并且出生后即行手术治疗,部分患儿术后可出现膀胱功能、性功能障碍,对于男性患儿,膀胱重建术后不育的风险会增加,建议咨询泌尿外科医生手术相关问题。

病例 85　持续性右脐静脉

【病史】女,30 岁,孕 23^{+3} 周,行常规产前超声检查。

【超声表现】见图 85-1。

【超声诊断】胎儿持续性右脐静脉。

【超声诊断依据】胎儿脐静脉进入腹腔后与门静脉右支汇合并形成一弓形结构,弓背指向右侧,胆囊位于脐静脉与胃之间。

【鉴别诊断】主要与正常胎儿脐静脉相鉴别。正常左脐静脉与门静脉左支相连,脐静脉在胃和胆囊之间,胎儿胆囊位于脐静脉右侧。

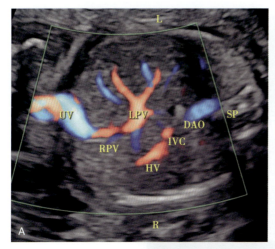
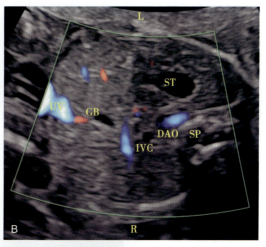
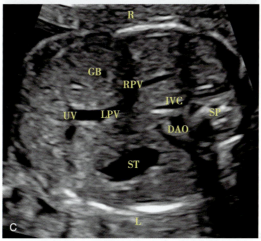

L. 左；R. 右；SP. 脊柱；UV. 脐静脉；RPV. 门静脉右支；LPV. 门静脉左支；HV. 肝静脉；IVC. 下腔静脉；
DAO. 降主动脉；ST. 胃泡；GB. 胆囊。

图 85-1　胎儿腹部超声声像图表现

A. 上腹部横切面显示脐静脉入肝后沿胎体右侧走行，汇入门静脉右支，至门静脉窦部后转向左侧，指向胃泡；B. 胆囊位于脐静脉与胃泡之间；C. 正常胎儿上腹部横切面显示脐静脉入肝后与门静脉左支相连，至门静脉窦部后向右侧走行，胆囊位于脐静脉右侧，脐静脉在胆囊与胃泡之间。

【产科建议】单纯性持续性右脐静脉预后较好，伴有其他胎儿结构畸形时，预后取决于伴发畸形的严重程度。建议排除其他结构异常，特别是心血管系统，必要时行染色体微阵列分析。

病例 86　双肾缺如

【病史】女，36 岁，孕 23^{+5} 周，行常规产前超声检查。

【超声表现】无羊水。余见图 86-1。

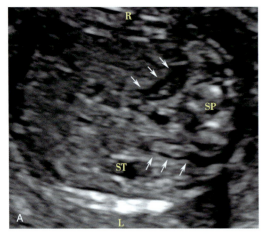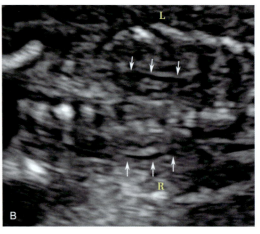

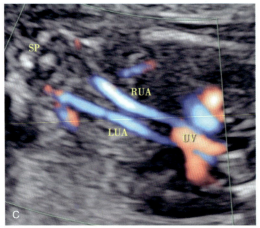

L. 左;R. 右;ST. 胃泡;SP. 脊柱;UV. 脐静脉;RUA. 右脐动脉;LUA. 左脐动脉。

图 86-1 胎儿腹部超声声像图表现

胎儿双侧肾床区未见胎儿肾脏图像,双侧肾上腺较大,其长轴与脊柱长轴相平行,呈"平卧征"
(图 A、B 中箭头);彩色多普勒显示膀胱缺如(图 C)。

【超声诊断】胎儿双肾缺如。

【超声诊断依据】胎儿双侧肾区未显示肾脏回声,盆腔、腹腔及胸腔未显示异位肾脏结构,肾上腺呈"平卧征",反复扫查膀胱不显示,无羊水。

【鉴别诊断】主要与异位肾相鉴别。异位肾超声表现为肾区未见肾脏回声,盆腔或腹腔可见异位肾脏结构,胸腔异位肾少见。

【产科建议】双肾缺如是致死性的,预后差,建议行胎儿遗传学检查。

病例 87　单肾缺如

【病史】女,36 岁,孕 23^{+5} 周,行常规产前超声检查。

【**超声表现**】见图 87-1。

【**超声诊断**】胎儿左肾缺如。

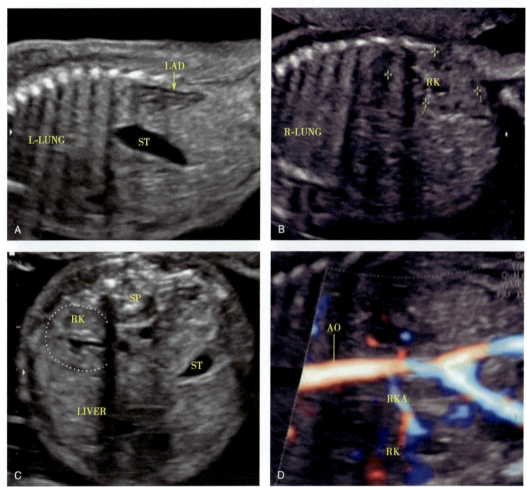

ST. 胃泡；LAD. 左侧肾上腺；L-LUNG. 左肺；R-LUNG. 右肺；RK. 右肾；LIVER. 肝脏；SP. 脊柱；
AO. 腹主动脉；RKA. 右肾动脉。

图 87-1　胎儿腹部超声声像图表现

A. 左侧胸腹腔矢状面显示左肾区、盆腔未探及左侧肾脏回声，左侧肾上腺较大，呈"平卧征"；B. 右肾矢状面显示胎儿右侧肾脏清晰可见（测量键），结构未见明显异常；C. 双肾水平横切面显示左肾区未探及肾脏结构，右侧肾脏清晰可见；D. 彩色多普勒图像左肾动脉未显示，右肾动脉可见。

【**超声诊断依据**】胎儿左肾区未显示肾动脉，肾上腺呈"平卧征"；右肾代偿性增大。

【**鉴别诊断**】主要与异位肾相鉴别。异位肾超声表现为肾区未见肾脏回声，在盆腔、腹腔可见异位肾脏回声。

【**产科建议**】单肾缺如不合并其他畸形时预后好，但其增加了胎儿生殖系统异常、心脏异常的风险，建议对胎儿进行详细系统性超声检查及染色体微阵列分析。定期超声随诊对侧肾发育情况及羊水量，并且出生后应行泌尿及生殖系统超声检查进一步排除合并畸形。

病例 88 同侧异位肾

【病史】女,24 岁,孕 25^{+3} 周,行常规产前超声检查。

【超声表现】见图 88-1。

【超声诊断】左侧盆腔异位肾。

【超声诊断依据】胎儿一侧肾区未显示胎儿肾脏图像,肾上腺呈"平卧征";同侧盆腔内显示异位肾脏,结构正常;健侧肾位置及结构正常。

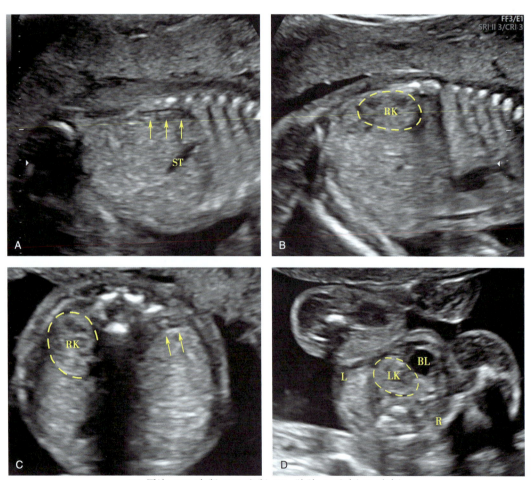

ST. 胃泡;RK. 右肾;LK. 左肾;BL. 膀胱;L. 左侧;R. 右侧。

图 88-1 胎儿双肾超声声像图表现

A. 左肾矢状面显示左肾区未探及左侧肾脏回声,左侧肾上腺呈"平卧征"(箭头);B. 右肾矢状面显示胎儿右侧肾脏清晰可见(测量键),结构未见明显异常;C. 双肾水平横切面显示左肾区未探及肾脏结构,脊柱旁可见左肾上腺呈弧形低回声(箭头),右侧肾脏清晰可见(测量键);D. 膀胱左后方可见异位左肾图像(测量键),肾脏结构正常。

【鉴别诊断】主要与单肾缺如相鉴别。单肾缺如超声表现为一侧肾区未探及肾脏结构，盆腔、腹腔及胸腔均未探及异位肾脏结构，肾上腺呈"平卧征"，彩色多普勒超声该侧肾动脉不显示，健侧肾动脉可见。

【产科建议】单纯异位肾预后较好。合并其他畸形者，预后取决于合并畸形的严重程度。建议对胎儿进行系统性超声检查，告知其生殖系统异常、骨骼系统畸形、心脏异常的风险增加，并且出生后应行泌尿及生殖系统超声检查进一步排除合并畸形。

病例 89　异位肾伴多囊性发育不良

【病史】女，24岁，孕 25⁺³ 周，行常规产前超声检查。

【超声表现】见图 89-1。

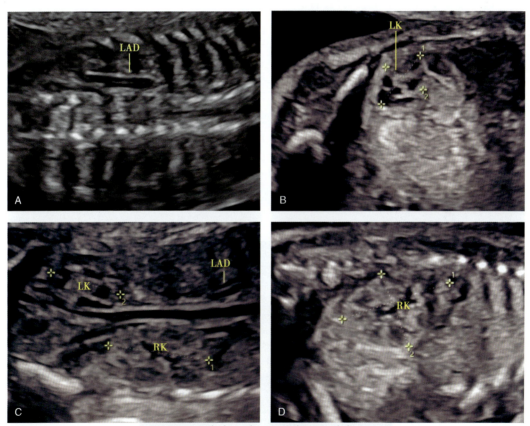

LAD. 左侧肾上腺；LK. 左肾；RK. 右肾。

图 89-1　胎儿双肾超声声像图表现

A. 胎儿左肾区未探及肾脏结构，左肾上腺与脊柱平行，呈"平卧征"；B. 左侧盆腔可见异位左肾结构，大小约 1.6cm×1.1cm（测量键），皮质、髓质分界不清，内见多个无回声，互不相通；C. 胎儿异位左肾（测量键 2）位于盆腔，右肾位置正常（测量键 1）；D. 右肾形态饱满，大小约 2.8cm×1.9cm（测量键）。

【超声诊断】左侧盆腔异位肾伴多囊性发育不良。

【超声诊断依据】胎儿一侧肾区未显示胎儿肾脏图像,肾上腺呈"平卧征";盆腔内显示多房囊性肾脏结构,皮质、髓质分界不清;健侧肾位置正常,形态饱满。

【鉴别诊断】需要与单肾缺如和多囊性发育不良肾相鉴别,前者详见病例 87 单肾缺如的相关鉴别诊断,后者参考病例 95 多囊性发育不良肾相关鉴别内容。

【产科建议】见病例 88 同侧异位肾的相关产科建议。

病例 90 交叉异位肾

【病史】女,28 岁,孕 22^{+3} 周,行胎儿系统性超声检查。

【超声表现】见图 90-1。

【超声诊断】胎儿右侧交叉异位肾。

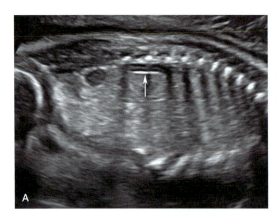
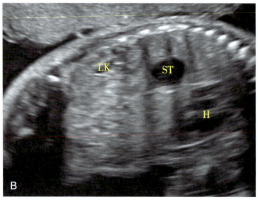
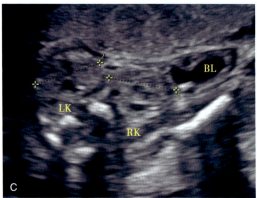

LK. 左肾;ST. 胃泡;H. 心脏;RK. 右肾;BL. 膀胱。

图 90-1 胎儿双肾超声声像图表现

A. 胎儿右肾区未探及肾脏结构,右肾上腺与脊柱平行,呈"平卧征"(箭头);B. 胎儿左肾位置及形态正常;
C. 右肾(测量键 1)位于左肾(测量键 2)下方、膀胱左后方。

【超声诊断依据】胎儿右侧肾区未显示胎儿肾脏图像,右肾上腺呈"平卧征";盆腔内右肾位于左肾下方、膀胱左后方;左肾位置大小正常。

【鉴别诊断】主要与单肾缺如相鉴别。二者的共同表现为一侧肾上腺呈"平卧征",同侧无肾脏回声。鉴别点在于交叉异位肾于对侧探及 2 个肾脏回声,一个是对侧的正常肾脏,一个是异位的肾脏;肾缺如时对侧仅见一个正常肾脏。

【产科建议】见病例 88 同侧异位肾的相关产科建议。

病例 91　马蹄肾

【病史】女,32 岁,孕 24^{+3} 周,行常规产前超声检查。

【超声表现】见图 91-1。

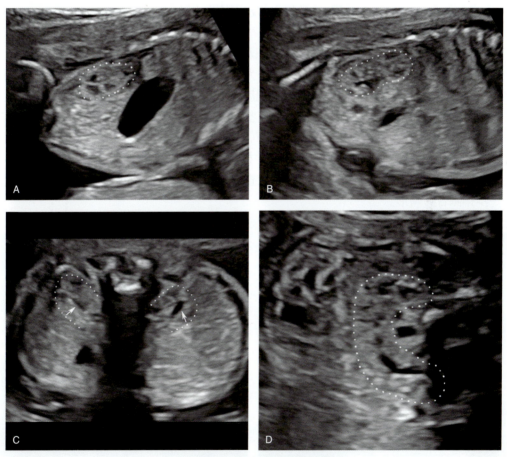

图 91-1　胎儿双肾超声声像图表现

A. 胎儿左肾矢状面显示左肾长径变短,下极显示不满意;B. 右肾矢状面显示右肾长径变短,下极显示不满意;C. 双肾横切面显示双侧肾门均指向斜前方(箭头);D. 双肾下极水平横切面显示双肾下极在中线相融合,位于腹主动脉及下腔静脉前方,呈"马蹄征"。

【超声诊断】胎儿马蹄肾。

【超声诊断依据】胎儿双肾下极在腹中线相连,呈"马蹄征";其峡部位于腹主动脉和下腔静脉前方,肾门指向前方。

【鉴别诊断】主要与双肾旋转不良相鉴别。双肾旋转不良超声表现为肾门指向前方,但双肾位于脊柱两侧,无明显膜性或实质性连接。而马蹄肾超声表现为两侧肾实质上极或下极相融合。

【产科建议】单纯性马蹄肾预后好,当合并其他畸形时,染色体异常的风险增加。建议对胎儿进行系统性超声检查及染色体微阵列分析。

病例92　重复肾

【病史】女,35岁,孕22^{+4}周,行常规产前超声检查。

【超声表现】见图92-1。

【超声诊断】胎儿右侧重复肾伴上位肾积水。

【超声诊断依据】胎儿患侧肾脏增大,分为上位肾及下位肾,可见两套肾盂、肾盏系统;常伴上位肾积水,相应输尿管可表现为不同程度扩张。

【鉴别诊断】主要与肾柱肥大、肾囊肿相鉴别。肾柱肥大为肾皮质延伸至肾窦内,仅有一套肾盂、肾盏系统。肾囊肿为局限性无回声,不与肾盂相通。

【产科建议】单纯重复肾预后较好。合并梗阻者,预后取决于梗阻的严重程度及出现时间。建议对胎儿进行详细系统性产前超声检查,并且出生后应行泌尿及生殖系统超声检查进一步排除合并畸形。

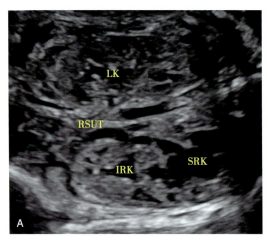
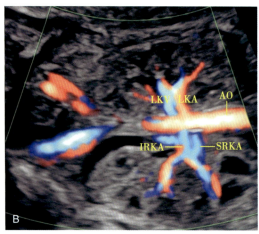

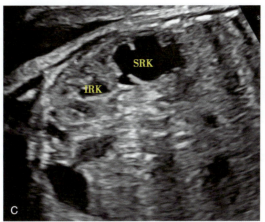

SRK. 右侧重复肾上位肾;IRK. 右侧重复肾下位肾;LK. 左肾;RSUT. 右侧上位肾输尿管;AO. 腹主动脉;
LKA. 左肾动脉;LKV. 左肾静脉;SRKA. 右侧上位肾动脉;IRKA. 右侧下位肾动脉。

图 92-1 胎儿双肾超声声像图表现

A. 双肾冠状面显示右肾体积增大,见双肾盂回声,右侧上位肾肾盂明显扩张,左肾大小形态正常,结构清晰;B. 彩色多普勒显示右侧肾内探及两组肾动脉;C 右肾矢状面显示右侧上位肾肾盂明显扩张。

病例 93 常染色体隐性遗传性多囊肾(婴儿型)

【**病史**】女,30 岁,孕 22^{+4} 周,行常规产前超声检查。

【**超声表现**】无羊水,余见图 93-1。

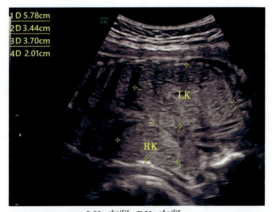

LK. 左肾;RK. 右肾。

图 93-1 胎儿双肾超声声像图表现

胎儿双肾体积增大,左肾为著,左肾大小 5.8cm × 3.4cm(测量键 1、2),右肾大小 3.7cm × 2.0cm(测量键 3、4),实质回声明显增强,皮质、髓质分界不清晰。

【超声诊断】常染色体隐性遗传性多囊肾（婴儿型）。

【超声诊断依据】胎儿双肾体积明显增大，弥漫性回声增强，皮质、髓质界限不清。无羊水。

【鉴别诊断】主要与常染色体显性遗传性多囊肾（成人型）、Meckel-Gruber 综合征相鉴别。常染色体显性遗传性多囊肾（成人型）超声表现为双肾轻度到中度增大，皮质回声增强，皮质、髓质分界清晰，膀胱显示，羊水量正常，往往有家族史。Meckel-Gruber 综合征超声表现为双肾增大，合并其他畸形，主要包括枕部脑膨出、小头畸形、胼胝体缺失、多指／趾等。常染色体隐性遗传性多囊肾（婴儿型）超声表现为双肾增大更明显，回声增强，皮质、髓质分界不清，膀胱不显示，常伴有羊水过少。

【产科建议】本病预后与肾病变的发生年龄有关。建议进行详细的产前超声检查，尤其排除肝胆的异常，建议进行胎儿肾病相关基因检查，发现 *PKHD1* 基因突变即可确诊，应密切追踪超声检查，观察肾的大小及回声变化情况，监测羊水量，一般 2~4 周应观察测量 1 次。幸存的患儿约有 50% 在 10 岁之前进展为终末期肾病，预后较差。如果发现 *PKHD1* 基因致病性突变，建议对父母进行基因检测，追溯变异来源，以帮助评估下次妊娠再发风险。

病例 94　常染色体显性遗传性多囊肾（成人型）

【病史】女，34 岁，孕 31^{+2} 周，行常规产前超声检查。多囊肾家族史。

【超声表现】见图 94-1。

【超声诊断】常染色体显性遗传性多囊肾（成人型）。

【超声诊断依据】胎儿双肾大小形态正常，皮质回声增强，皮质、髓质分界清晰。

【鉴别诊断】详见病例 93 常染色体隐性遗传性多囊肾（婴儿型）的相关鉴别诊断。

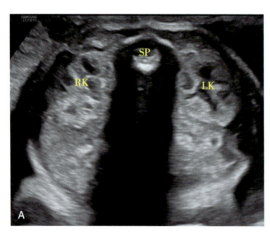
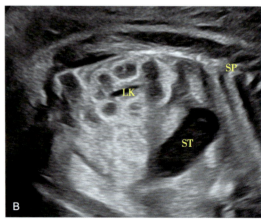

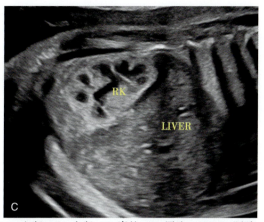

LK. 左肾；RK. 右肾；SP. 脊柱；ST. 胃泡；LIVER. 肝脏。

图 94-1　胎儿双肾超声声像图表现

双肾横切面(图 A)、左肾矢状面(图 B)和右肾矢状面(图 C)显示双肾大小形态正常，皮质回声明显增强，皮质、髓质分界清晰，双肾集合系统未见明显扩张。

【产科建议】本病为常染色体显性遗传病，胎儿基因检测可确诊本病。怀疑本病者，须进一步检查胎儿父母是否存在多囊肾。建议对胎儿进行详细的超声检查，注意羊水量变化，胎儿期羊水正常者，建议超声随访。如果发现 *PKD1/PKD2* 基因致病性突变，建议对父母行基因检测，追溯变异来源，以帮助评估下次妊娠再发风险。告知父母同一基因变异，也可能出现轻重不一的临床症状。

病例 95　多囊性发育不良肾

【病史】女，29 岁，孕 27 周，因建档医院提示"左肾多发囊肿"就诊。

【超声表现】见图 95-1。

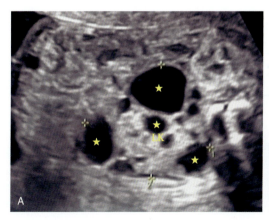
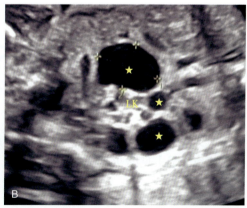

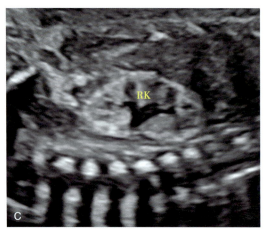

LK. 左肾；RK. 右肾。

图 95-1 胎儿双肾超声声像图表现

A. 腹部横切面显示胎儿左肾增大，形态饱满，大小约 4.1cm×3.4cm（测量键），皮质、髓质分界不清，内见多个大小不等无回声（★）；B. 左肾斜冠状面显示左肾内见多个大小不等无回声（★），大者大小约 2.5cm×1.2cm（测量键），边界清，形态规则，各无回声之间不相通；C. 右肾矢状面显示右肾大小形态未见明显异常，皮质、髓质分界清。

【超声诊断】左侧多囊性发育不良肾。

【超声诊断依据】胎儿患侧肾失去正常形态，可见多发大小不等的囊泡，囊与囊之间互不相通，随机分布；囊与囊之间可见小岛样实质回声组织。如为双侧发病，常伴有羊水过少及膀胱不显示等特征。

【鉴别诊断】主要与肾盂积水和肾多发囊肿相鉴别。肾盂积水超声表现为肾盂、肾盏扩张，周边扩张的肾盏均与肾盂相通，周边有正常肾实质可有助于鉴别。肾多发囊肿的肾皮质、髓质分界清。

【产科建议】双侧多囊性发育不良肾，因常伴有羊水过少，可引起肺严重发育不良，预后较差。单侧多囊性发育不良肾，如果对侧肾发育正常，预后较好；如果对侧肾发育异常，则预后取决于对侧肾畸形的严重程度；如果伴有肾外畸形，则预后与伴发畸形的严重程度有关。建议对胎儿进行系统性超声检查、染色体微阵列分析，并且出生后应行泌尿及生殖系统超声检查进一步排除合并畸形。

病例 96 梗阻性发育不良肾

【病史】女，29 岁，孕 22 周，行系统性超声检查。

【超声表现】见图 96-1。

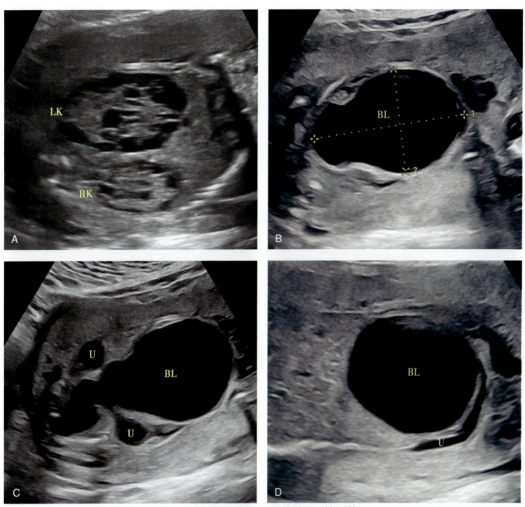

LK. 左肾；RK. 右肾；BL. 膀胱；U. 输尿管。

图 96-1　胎儿双肾及膀胱超声声像图表现

胎儿双肾增大，形态饱满，左肾为著，双肾皮质、髓质分界不清，内见多个大小不等无回声，各无回声之间不相通（图 A）；膀胱体积明显增大（图 B，测量键）；膀胱两侧输尿管明显扩张（图 C、D）。

【超声诊断】胎儿双侧梗阻性发育不良肾、输尿管扩张、膀胱扩张。

【超声诊断依据】胎儿双肾失去正常形态，可见多发大小不等的囊性结构，囊与囊之间互不相通；膀胱体积明显增大；双侧输尿管扩张。

【鉴别诊断】主要与肾盂积水、多囊性发育不良肾相鉴别。肾盂积水超声表现为肾盂、肾盏扩张，周边扩张的肾盏均与肾盂相通，周边有正常肾实质可有助于鉴别。多囊性发育不良肾可单侧或双侧发病，但不伴膀胱体积增大及输尿管扩张。

【产科建议】梗阻性发育不良肾多为双侧发病，继发于泌尿系统梗阻性疾病，预后取决于梗阻原因、双肾发育不良的严重程度；如果伴有肾外畸形，则预后与伴发畸形的严重程度也有关。建议对胎儿进行系统性超声检查、染色体微阵列分析，并且出生后应行泌尿及生殖系统超声检查进一步排除合并畸形。

病例 97 肾积水

【病史】女,29岁,孕34^{+5}周,行常规产前超声检查。

【超声表现】见图 97-1。

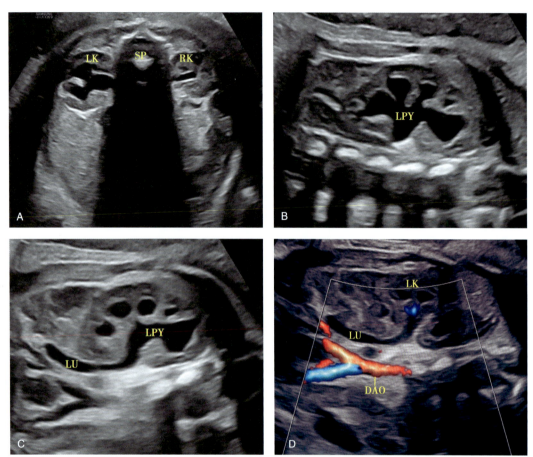

LK. 左肾;RK. 右肾;SP. 脊柱;LPY. 左侧肾盂;LU. 左侧输尿管;DAO. 降主动脉。

图 97-1 胎儿肾脏超声声像图表现

双肾横切面(图 A)及左肾冠状面(图 B)显示左侧肾盂、肾盏扩张,肾实质未见明显变薄;左侧输尿管二维冠状面(图 C)及彩色多普勒(图 D)显示左侧输尿管上段扩张。

【超声诊断】胎儿左肾积水伴输尿管扩张。

【超声诊断依据】胎儿肾盂、肾盏及同侧输尿管明显扩张,肾皮质未受累变薄。

【鉴别诊断】主要与多囊性肾发育不良相鉴别。多囊性肾发育不良超声表现为肾体积增大,内见多个大小不等的囊肿,各囊肿之间不相通,不与肾盂相通。

【产科建议】孕晚期肾盂扩张>10mm,属于轻度肾盂扩张,出现肾病理情况的可能性增加,应密切随访肾盂扩张情况,并在产后行肾超声检查。

病例 98　后尿道瓣膜闭锁

【病史】女，27 岁，孕 15^{+1} 周，行常规产前超声检查。

【超声表现】见图 98-1。

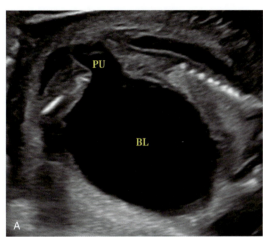

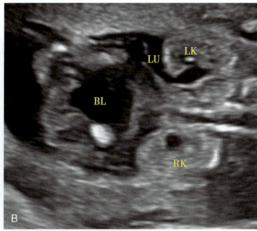

BL. 膀胱；PU. 后尿道；LK. 左肾；RK. 右肾；LU. 左侧输尿管。

图 98-1　胎儿膀胱及双肾超声声像图表现

A. 下腹部横切面显示胎儿膀胱明显增大，后尿道明显扩张，与膀胱相通，呈“钥匙孔征”；B. 双肾冠状面显示胎儿双肾大小正常、实质回声增强，双肾盂分离，左侧为著，左侧输尿管扩张。

【超声诊断】胎儿膀胱流出道梗阻，后尿道瓣膜闭锁可能。

【超声诊断依据】胎儿膀胱明显扩张，后尿道明显扩张，呈“钥匙孔征”。伴有双侧输尿管扩张及双肾积水、膀胱壁增厚，羊水过少。

【鉴别诊断】主要与重度肾积水相鉴别。重度肾积水超声表现为患侧（单侧或双侧）集合系统及输尿管明显扩张，实质变薄，膀胱扩张或不扩张；而后尿道瓣膜闭锁为膀胱流出道梗阻所致的膀胱及尿道近端扩张，可伴膀胱壁增厚。

【产科建议】本病能导致泌尿系统及其他系统的发育不良及功能障碍，肾脏及膀胱功能、羊水量、诊断孕周、干预时间是判断胎儿预后的几个关键因素。预后与诊断时孕周大小有关，超声在孕 24 周以前即明确诊断者，胎儿出现肺发育不良和终末期肾功能不全的可能性明显增加，预后差；在孕 24 周以后诊断者，预后较好。可合并肠道畸形、心脏畸形及染色体异常，建议进行胎儿系统性超声检查，并进行胎儿染色体核型分析。可在有条件的胎儿医学中心进行宫内干预治疗。

病例 99　尿道下裂畸形 1

【病史】女,26 岁,孕 31^{+4} 周,行常规产前超声检查。

【超声表现】见图 99-1。

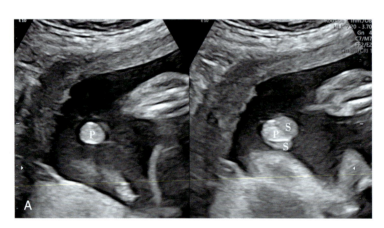

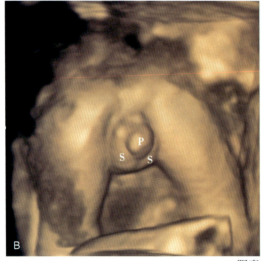
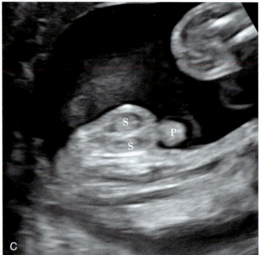

S. 阴囊;P. 阴茎。

图 99-1　胎儿外生殖器超声声像图表现

A. 胎儿阴茎短小,阴茎头钝;B. 胎儿阴囊分裂,阴茎位于双侧阴囊后方,呈"郁金香征";
C. 正常外生殖器冠状面。

【超声诊断】胎儿尿道下裂畸形。

【超声诊断依据】男性胎儿,阴茎短小,阴茎头圆钝,阴囊分裂位于阴茎前外侧,呈"郁金香征"。

【鉴别诊断】主要与正常阴茎相鉴别,正常阴茎超声表现为平直的实性条状回声,可略短小但阴茎头朝向前。

【产科建议】尿道下裂除尿道开口位置异常外,还可能伴有阴茎下弯、包皮异常分布等,可伴有腹股沟斜疝、鞘膜积液、隐睾、前列腺囊肿、性功能异常、不育、心理问题等。大部分患儿须手术矫正。建议行胎儿详细超声检查、超声心动图检查及染色体微阵列分析,定期超声监测胎儿生长发育情况及泌尿系统变化,建议向小儿外科咨询手术相关事宜。

病例 100　尿道下裂畸形 2

【病史】女,33 岁,孕 27^{+5} 周,行常规产前超声检查。

【超声表现】见图 100-1。

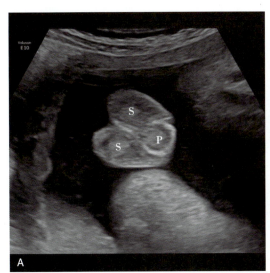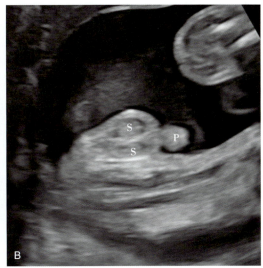

S. 阴囊;P. 阴茎。

图 100-1　胎儿外生殖器超声声像图表现

A. 胎儿阴茎短小,阴茎头钝,阴囊分裂,阴茎位于双侧阴囊之间,呈"郁金香征";B. 正常外生殖器冠状面。

【超声诊断】胎儿尿道下裂畸形。

【超声诊断依据】男性胎儿,阴茎短小,阴茎头圆钝,阴囊分裂位于阴茎后外侧,呈"郁金香征"。

【鉴别诊断】见病例 99 尿道下裂 1 的相关鉴别诊断。

【产科建议】见病例 99 尿道下裂 1 的相关产科建议。